资助项目：广西医疗卫生适宜技术开发与推广应用项目 S2017061

孕产期营养与妊娠合并糖尿病防治手册

主　编　龙俊青　夏红卫

副主编　黄　晶　黄飞燚

U0397110

广西科学技术出版社

图书在版编目（CIP）数据

孕产期营养与妊娠合并糖尿病防治手册 / 龙俊青，
夏红卫主编. — 南宁：广西科学技术出版社，2022.5
（2023.9重印）
ISBN 978-7-5551-1753-7

Ⅰ.①孕… Ⅱ.①龙… ②夏… Ⅲ.①妊娠合并症—
糖尿病—防治—手册 Ⅳ.① R714.256-62

中国版本图书馆 CIP 数据核字（2022）第 056298 号

孕产期营养与妊娠合并糖尿病防治手册

龙俊青　夏红卫　主编

策划编辑：罗煜涛
责任编辑：李　媛　　　　　　　　装帧设计：韦娇林
责任印制：韦文印　　　　　　　　责任校对：阁世景

出 版 人：卢培钊
出版发行：广西科学技术出版社
社　　址：广西南宁市东葛路66号　　邮政编码：530023
网　　址：http://www.gxkjs.com

经　　销：全国各地新华书店
印　　刷：广西昭泰子隆彩印有限责任公司

开　　本：787 mm × 1092 mm　　1/16
字　　数：173千字　　　　　　　　印　　张：10.25
版　　次：2022年5月第1版
印　　次：2023年9月第3次印刷
书　　号：ISBN 978-7-5551-1753-7
定　　价：48.00元

《孕产期营养与妊娠合并糖尿病防治手册》
编委会

主　编　龙俊青　夏红卫

副主编　黄　晶　黄飞燚

编　委　（以姓氏笔画为序）

文俊骁　汤　璐　李冬如　吴丹华

陈彬林　国林青　聂火凤　唐雨帆

黄龙颖　覃钰芹　詹智芳

序

　　生命早期 1000 天，是指从怀孕开始至宝宝出生后
2 岁的这一个时期，是一个人生长发育的"机遇窗口期"。
孕产期营养作为重要的环境因素，对母子的近远期健
康均会产生重要的影响。2019 年 7 月，国务院发布的《健
康中国行动（2019—2030 年）》将"妇幼健康促进行
动"作为行动之一，提出妇幼健康是全民健康的基础，
是人类可持续发展的前提。随着三胎政策的放开，更
多的高龄、肥胖女性进入妊娠期，高危孕产妇比例显
著增加，这对围产保健提出更高的要求和更大的挑战。

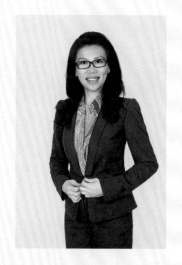

因此，普及妇幼健康知识，指导孕产妇科学合理膳食、
运动，针对性加强健康教育，提升群众健康素养，不仅有利于改善近期母儿不良状况，
提高出生人口健康素质，还可降低子代成年后肥胖、糖尿病等代谢性疾病的发生率。

　　以广西壮族自治区妇幼保健院围产营养团队为主的编者，结合临床研究及实
践，编写《孕产期营养与妊娠合并糖尿病防治手册》一书，是践行"妇幼健康促
进行动"的具体表现。本书以问答的形式，图文并茂、通俗易懂地普及孕产期营
养及妊娠合并糖尿病的相关知识，是适宜基层医护人员、社区健康教育者及广大
育龄妇女阅读的科普读物。我相信这本科学、实用的孕产期科普书籍，一定会让
广大的孕产妇受益良多！

中国妇幼保健协会围产营养与代谢专业委员会主任委员
首都医科大学妇产科学系副主任
首都医科大学附属北京妇产医院围产内分泌科兼营养科主任

2022 年 2 月

前　言

生命早期 1000 天，是指从怀孕开始至宝宝出生的胎儿期（约 280 天），直至 2 岁的婴幼儿期（约 720 天），这既是一个人生长发育的"机遇窗口期"，也是生长发育的关键时期。因此，妈妈拥有合理优质的营养支持，可给宝宝创造优势生长发育机遇和条件，使宝宝的智力与体能发育潜能得到充分发展。

然而，随着生活水平的不断提高，三胎时代的到来，高龄妊娠妇女不断增加，妊娠期糖尿病、孕期超重或肥胖等妊娠期代谢性疾病发生率明显上升。母体的代谢异常，会导致流产、早产、巨大儿、低体重儿、剖宫产率增加等母儿不良结局，增加了孕产妇和围产儿的发病率及死亡率。因此，在生命早期 1000 天，对妈妈们进行个体化营养健康教育干预至关重要。

为了深入贯彻《国民营养计划（2017—2030 年）》，积极传播医学科学知识，提高全民营养健康理念，为母婴安全保驾护航，我们广西壮族自治区妇幼保健院围产营养团队结合多年来围产营养保健治疗的实践经验，着手编写了《孕产期营养与妊娠合并糖尿病防治手册》这本科普书籍，重点普及孕产期专业营养干预，妊娠合并糖尿病等代谢性疾病者孕前、孕期及产后诊疗、保健特点等知识。

本书采用一问一答的形式，用简单明了的文字描述，图文结合，让读者更直观地理解手册内容。本书旨在帮助有需要的医护人员、孕妈妈们掌握生活中常见的、必备的、科学的营养健康知识和方法，为宝宝提供更好的生存环境，为生命发展打下良好基础。

在编写过程中，我们力求科学实用、通俗易懂，由于时间仓促和经验不足，书中难免有不足之处，恳请读者提出宝贵建议及意见。

感谢在本书编写过程中给予我们支持的同事们！特别感谢协助拍摄及提供图片的谭满锋、黄丽梅、时黎妮、韩婧、贾秋妍、唐明英、黄小凤、梁丽、陆以兴、蒙美玲、陈丽馥、莫怡芬、秦雯文、方芳等同事的无私奉献！

编者

2022 年 2 月

目　录

PART 1　营养基础知识

食物营养素

食物的营养价值

平衡膳食

PART 2 **孕期膳食管理**

PART 3　孕期体重控制与运动

孕期体重控制的要求

孕期运动的要求

PART 4　认识妊娠合并糖尿病

PART 5　妊娠合并糖尿病的膳食管理

PART 6 ## 糖尿病孕妇的血糖管理与监测

糖尿病孕妇的血糖管理

糖尿病一日门诊

PART 7　妊娠合并糖尿病的药物治疗

PART 8 分娩期、产后血糖管理与随访

糖尿病孕妇分娩期管理

产后血糖监测与随访

PART 9　科学坐月子与哺乳期饮食

科学月子饮食

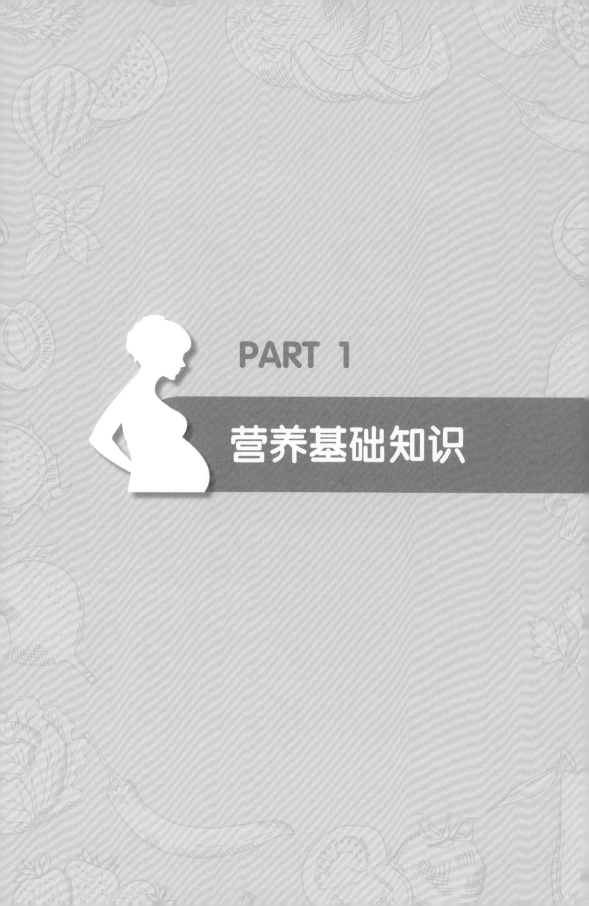

PART 1

营养基础知识

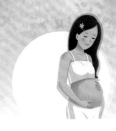

食物营养素

1. 什么是营养及营养素?

营养是指我们的机体从外界获取食物,再经由体内消化、吸收、代谢后,参与构建组织器官,或满足生理功能及体力活动所必需的生物学过程。营养素是指机体为了维持繁殖、生长发育和生存等一切生命活动,需从外界摄取的物质。营养素需从外界环境摄取,且能够满足生存的需要。

2. 人体需要哪些营养素?

根据人体需要量的多少,可将食物中的营养素分为宏量营养素和微量营养素。宏量营养素是指人体需求量大、在体内可以释放能量的营养素,包括碳水化合物、脂类、蛋白质。微量营养素是指人体需求量相较宏量营养素而言较少的营养素,包括矿物质和维生素。

3. 什么是膳食营养素参考摄入量?

膳食营养素参考摄入量(dietary reference intakes,DRIs)是一组平均每日膳食营养素摄入量的参考值量,包括 4 个指标:

(1)平均需要量(estimated average requirement,EAR)是指某一特定性别、年龄及生理状况群体中的个体对某种营养素需要量的平均值。

(2)推荐摄入量(recommended nutrient intake,RNI)是指可满足某一特定性别、年龄及生理状况群体中的 97% ～ 98% 个体需要量的某种营养素摄入水平。

(3)适宜摄入量(adequate intake,AI)是通过观察或实验获得的健康人群对某种营养素的摄入量。AI 与 RNI 均可作为个体营养素摄入的目标或推荐值。

（4）可耐受最高摄入量（tolerable upper intake level，UL）是指平均每日可以摄入某种营养素的最高限量。膳食中营养素摄入量应该低于 UL，以减少营养素过量的风险。

4. 什么是营养失衡?

人体每天摄入的能量及营养素的数量、种类、比例均应满足机体的需求，当膳食中长期存在一种或多种营养素缺乏时，会对机体健康产生危害，导致各种疾病的发生。例如，蛋白质或能量缺乏会导致蛋白质 – 能量营养不良（protein–energy malnutrition，PEM），钙、维生素 D 缺乏会导致佝偻病，铁缺乏会导致缺铁性贫血等。

但是，营养素也并非越多越好，当一种或多种营养素摄入过多时，可引起能量或营养过剩，也可影响机体健康或发生疾病。例如，摄入过多的动物脂肪，或长期吃高热量、高脂肪、高蛋白的食物，可增加罹患肥胖症、冠心病、糖尿病等疾病的风险。

营养缺乏和营养过剩均打破膳食营养素数量及比例的平衡，影响机体的健康并引发疾病，这两种营养失衡的表现均称为营养不良。

5. 可以产生能量的营养素有哪些?

膳食中的能量指食物经由人体消化吸收后，经历生物氧化过程释放的化学能。常用的能量单位是千卡（kcal）。当膳食摄入的能量和消耗的能量处于动态平衡时，有利于机体的健康；当长期能量过剩时，可引起肥胖等疾病；当长期能量摄入不足时，可出现能量营养不良、消瘦等状况。

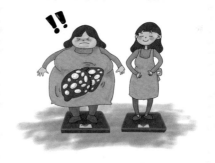

肥胖与消瘦

食物中可产生能量的营养素有碳水化合物、脂肪和蛋白质。碳水化合物可提供每日机体所需一半以上的能量。脂肪在体内氧化时也可释放较多的能量，体内的脂肪组织也可储存大量能量。碳水化合物和脂肪是人体主要的供能来源，而当供能来源不足时，蛋白质也可分解产生一部分能量。

6. 食物蛋白质对人体有什么作用?

蛋白质是一切生命的物质基础和表现形式，是机体细胞、组织和器官的重要组成结构。此外，人体内蛋白质还参与构成酶、抗体等多种重要活性物质，并可维持胶体渗透压。

食物蛋白质由各种氨基酸组成，有的氨基酸不能由人体自行合成或合成速度不能满足机体需要，必须从食物中获取，称之为必需氨基酸。当食物蛋白质的氨基酸构成比例与人体蛋白质的氨基酸构成比例接近时，必需氨基酸可较高程度地被人体利用，该蛋白质营养价值也较高。故食物中含必需氨基酸种类齐全，氨基酸构成与人体接近的蛋白质称为优质蛋白。优质蛋白营养价值较高，有助于机体健康，可促进儿童生长发育。成年男性蛋白质推荐摄入量为 65 g/d，成年女性蛋白质推荐摄入量为 55 g/d，建议其中 1/3 以上为优质蛋白。

7. 蛋白质营养不良时有哪些表现?

当长期摄入蛋白质不足时，可导致蛋白质缺乏，出现蛋白质－能量营养不良，其分为两种：一种是能量摄入充足，但蛋白质摄入严重不足，表现为虚弱、水肿、儿童生长迟滞、头发变脆易脱落、易发生感染；另一种为蛋白质和能量摄入均严重不足，表现为消瘦无力，易发生感染而死亡。蛋白质缺乏常见于贫困地区或疾病状态的儿童。对于孕期妇女而言，蛋白质缺乏可导致体力下降、水肿、抵抗力减弱等，并影响胎儿的生长发育。

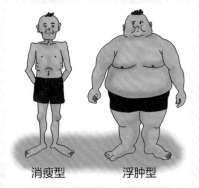

消瘦型　　　浮肿型

浮肿型与消瘦型蛋白质营养不良

8. 富含优质蛋白的食物有哪些?

富含优质蛋白的食物有很多。一般来说,蛋类、奶类、鱼禽畜肉类等动物性食物和豆类食物中均富含优质蛋白。而植物性食物中蛋白质氨基酸的构成与人体差异较大,营养价值相对较低,如大米、小麦等。因此,膳食中将不同种类的食物混合食用,使不同食物的蛋白质氨基酸相互补充,提高营养价值,称为蛋白质互补作用,例如将豆类与大米一起煮杂豆饭等。

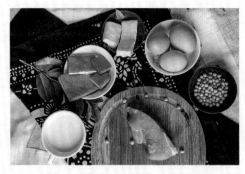

富含优质蛋白的食物

9. 食物中的脂肪对人体有什么作用?

食物中的脂肪是烹调过程中重要的原料,使食物具备色、香、味,促进食欲,同时可为人体提供能量。脂肪进入肠道时可产生抑胃素,减少胃肠蠕动,减缓胃排空速度,延长胃排空时间,增加饱腹感。食物脂肪还可促进维生素A、维生素E等脂溶性维生素在肠道的吸收。此外,磷脂、胆固醇属于脂类中的类脂,磷脂是细胞膜的重要组成成分,在脑、神经组织和肝脏中发挥作用;胆固醇在体内可合成胆汁,参与性激素、肾上腺素等的合成。

10. 每日摄入脂肪多少为宜?

当脂肪摄入过多时,可增加罹患肥胖、心血管疾病、代谢综合征、高血压、糖尿病、肿瘤等的风险,因此有人认为饮食中的脂肪应越少越好,这是一个误区。脂肪是重要的供能物质,既参与内分泌作用,又可促进脂溶性维生素的吸收,是膳食不可或缺的部分,故膳食脂肪并非越少越好,需适度。成年人每日膳食摄入的脂肪供能应该占摄入总能量的20%～30%。

11. 哪些食物富含脂肪？

　　膳食中脂肪的主要来源是动物脂肪组织、肉类和植物的种子，如植物油、肥肉、花生等。动物脂肪中含饱和脂肪酸及单不饱和脂肪酸较多，通常呈固态，称为"脂"；植物脂肪富含不饱和脂肪酸，通常呈液态，称为"油"。磷脂的主要来源为蛋黄、麦胚、花生、肝脏、大豆等；胆固醇含量较高的食物是动物脑、肝脏、肾脏等。

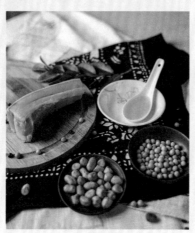

富含脂肪的食物

12. 食物中的碳水化合物对人体有什么作用？

　　食物中的碳水化合物包含单糖、双糖、寡糖、多糖、膳食纤维等，对人体有非常重要的作用。首先，碳水化合物是机体最主要的能量来源。同时，食物中碳水化合物的含量、类型等影响人体血糖的生成。此外，食物中碳水化合物还有防止酮症的作用，当碳水化合物不足的时候，机体动员脂肪释放能量，当产生的酮体等代谢物在体内过度蓄积时，可出现酮血症和酮尿症，甚至可发生酮症酸中毒。当然，碳水化合物还参与构成机体组织，如糖脂、糖蛋白和蛋白多糖都是碳水化合物，抗体、酶、激素等的合成也有碳水化合物的参与。成年人每日碳水化合物提供能量占膳食总能量的 50% ～ 65% 为宜，并需限制纯能量食物如白糖、冰糖等的摄入。

13. 碳水化合物主要来源于哪些食物?

膳食中的碳水化合物主要来源于植物性食物,如谷类、薯类等。谷类含碳水化合物比例达 60% ~ 80%,以淀粉等多糖的形式存在,是我国居民膳食碳水化合物的主要来源;白糖、蜂蜜、糖果、含糖饮料、甜点等食物的单糖、双糖等也属于碳水化合物,能量密度较高,日常膳食中应限制此类食物摄入。另外,蔬菜、水果、部分粗粮中的膳食纤维也属于碳水化合物。

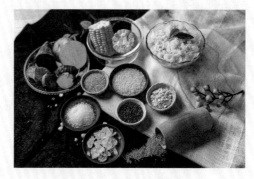

富含碳水化合物的食物

14. 什么是膳食纤维?

膳食纤维是一类不能被胃肠道消化吸收、不产生能量的碳水化合物,包括纤维素、木质素、果胶、抗性淀粉等。根据其溶解度,可分为可溶性膳食纤维和不可溶性膳食纤维。可溶性膳食纤维是既可溶于水,又可吸水膨胀并被大肠中的维生素酵解的一类膳食纤维,包括果胶、藻胶等,主要存在于水果、蔬菜、燕麦、豆类等食物中。不可溶性膳食纤维无法溶解于水,包括纤维素、木质素等,主要存在于麸皮、全谷类、坚果等食物中。

15. 膳食纤维对人体有何益处?

膳食纤维虽不能被消化吸收,但在人体中发挥着重要作用。首先,膳食纤维在胃里吸水膨胀,延缓胃排空速度,产生饱腹感,并减少肠道对糖的吸收,有利于糖尿病患者控制血糖及肥胖症患者控制饮食。同时,其吸水性也可增加粪便体积和含水量,刺激肠道蠕动,利于排便,防止便秘。此外,膳食纤维可吸附胆酸,降低消化道对脂肪和胆固醇的吸收;其在肠道产生的短链脂肪酸还可降低肠道 pH 值,改变肠道微生物生态环境,促进肠道有益菌的生长繁殖。

16. 人体所需的矿物质有哪些?

矿物质又称无机盐,根据其在人体中的含量可分为常量元素和微量元素。在人体内含量超过体重 0.01% 的矿物质称为常量元素,如钙、磷、钠、钾、硫、氯、镁;在人体内含量不足体重 0.01% 的矿物质称为微量元素。人体内的微量元素有 20 余种,其中有 8 种是维持人体生理功能、参与机体代谢所必需的,称为必需微量元素,包括铁、锌、硒、碘、铬、铜、钴、钼;部分微量元素为可能必需微量元素,包括锰、硅、镍、硼、钒;还有一些在低剂量时可能有供能作用,但存在潜在毒性的微量元素,包括氟、铅、镉、汞、砷、铝、锡、锂。

17. 钙对人体有什么作用?

钙是人体内含量最高的矿物质,主要以磷酸盐的形式构成人体骨骼和牙齿。长期钙摄入不足可影响骨骼和牙齿健康;儿童期钙缺乏易患佝偻病、龋齿等,并影响生长发育;成年人钙缺乏易引起骨质疏松。人体内还有少部分钙存在于血液、软组织和细胞外液中,维持神经和肌肉活动、参与血液凝固等。18 ～ 50 岁正常成年人推荐钙摄入量为 800 mg/d,50 岁以上人群推荐钙摄入量为 1000 mg/d。

18. 哪些因素影响钙的吸收?

膳食多种因素可影响钙的吸收,部分因素可抑制钙的吸收,例如,蔬菜、全谷类等食物中含有草酸、植酸、鞣酸等可与钙形成难以溶解的钙盐;脂肪摄入过多可与钙形成钙皂;膳食纤维中的糖醛酸残基也可以与钙结合,这些均可阻碍钙的吸收。同时,膳食中也存在部分可促进钙吸收的因素,例如,维生素 D、牛奶中的乳糖、食物蛋白质分解的氨基酸等可与钙结合形成可溶性钙盐,提高钙的吸收率。

除了膳食因素,钙的吸收还受性别、年龄、机体生理状况等因素的影响。随着年龄的增加,机体对钙的吸收率逐渐降低,更年期后对钙的吸收率骤然下降。当机体处于钙缺乏状态,或处于孕期、哺乳期等特殊生理时期,钙的吸收则会相应增加。

19. 哪些食物是钙的良好来源?

多种食物含有钙元素，但不同食物来源的钙吸收利用率差异较大。奶和奶制品中钙含量较高，每100g的牛奶中约含钙110mg，而且奶中钙磷比例合适，还含有乳糖、维生素D、氨基酸等促进钙吸收的因子，钙吸收率高，是补钙的良好来源。此外，黑芝麻、虾皮、虾米的钙含量也较高，甘蓝、小白菜中的钙含量也不少。常见食物的钙含量及吸收率见下表。

含钙丰富的食物

食物（100g）	钙含量（mg）	食物（100g）	钙含量（mg）	食物（100g）	钙含量（mg）
虾皮	991	苜蓿	713	酸枣	435
虾米	555	荠菜	294	花生仁	284
河虾	325	雪里蕻	230	紫菜	264
泥鳅	299	苋菜	187	海带（湿）	241
红螺	539	乌塌菜	186	黑木耳	247
河蚌	306	油菜薹	156	全脂牛乳粉	676
鲜海参	285	黑芝麻	780	酸奶	118

可吸收钙的食物来源比较

食物（100g）	钙含量（mg）	钙吸收率（%）	食物（100g）	钙含量（mg）	钙吸收率（%）
奶	110	32.1	豆（红豆）	23.5	24.4
奶酪	721	32.1	甘薯	26.8	22.2
酸奶	118	32.1	甘蓝	70	49.3
豆（斑豆）	51.8	26.7	小白菜	90	53.8
豆（白豆）	103	21.8	菠菜	135	5.1

20. 补钙是不是越多越好?

补钙并非越多越好。虽然钙的毒性较小，但是摄入过量的钙也可能出现不良作用。膳食中钙过多也会影响其他矿物质的吸收，如过量钙会明显抑制铁的吸收，降低锌的生物利用率，对镁的代谢也有潜在的不良影响。当摄入大量的钙，同时服用可吸收的碱时，可引发高钙血症，出现肌张力松弛、便秘、多尿、恶心、昏迷等。人体对钙的可耐受最高摄入量为 2000 mg/d。

21. 铁在人体内有什么作用?

铁是人体中非常重要的必需微量元素，机体中大部分铁以高铁血红素的形式与珠蛋白合成血红蛋白，构成红细胞、肌红蛋白等，参与体内氧的输送和组织呼吸。机体长期缺铁会引起缺铁性贫血，表现为食欲降低、易疲劳、面色苍白、口唇黏膜和眼结膜苍白、头晕、心悸、指甲脆薄、反甲等，多发生于婴幼儿、孕产妇、乳母等特殊生理时期人群。此外，铁还参与维持人体正常免疫功能、能量代谢等，缺铁还会引起免疫功能障碍、末梢神经障碍等。

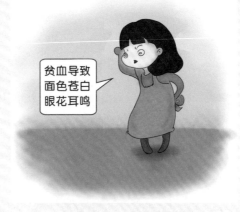

贫血的表现

22. 哪些食物可以有效补铁?

动物血、肝脏及红肉中的铁含量丰富，吸收利用率高，是良好的膳食铁来源。动物血和肝脏、鸡胗、牛肾中铁含量超过 10 mg/100 g，猪瘦肉、猪肾、羊肾中铁含量超过 5 mg/100 g；而牛奶、奶制品、谷类、蔬菜中铁含量较低，并且生物利用率低，如谷物、菠菜、扁豆、豌豆含铁量低于 5 mg/100 g，并非是补铁的良好来源。

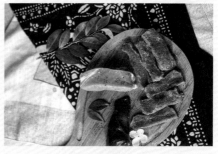

富含铁的食物

23. 什么是维生素?

维生素是指维持生命活动所必需的一类微量低分子有机化合物，根据溶解性分为两大类：脂溶性维生素和水溶性维生素。脂溶性维生素包括维生素 A、维生素 D、维生素 E、维生素 K，其不溶于水但可溶解于脂肪或有机溶剂，在食物中常与脂类并存，在体内易贮存。水溶性维生素包括维生素 C 和维生素 B 族（维生素 B_1、维生素 B_2、烟酸、泛酸、维生素 B_6、维生素 B_{12}、生物素、叶酸等），可溶解于水，在体内不易贮存，在机体饱和后可通过尿液排出体外。

24. 过量补充维生素有何危害?

补充维生素并不是越多越好，过度摄入可出现毒性作用。脂溶性维生素易在体内蓄积，长期大剂量摄入可出现中毒症状。例如，孕妇在孕早期摄入过量维生素 A，容易出现胎儿畸形、流产等；摄入过量维生素 D 会产生恶心、呕吐、软组织转移性钙化和肾结石等情况。

水溶性维生素可通过尿液排出，通常不易蓄积在体内引起中毒，但一次性大剂量摄入时也会出现毒性作用。例如，孕妇叶酸摄入过量时会导致胎儿发育迟缓，分娩低体重儿；一次性口服 2～8 g 维生素 C 时会出现腹泻、腹胀等情况，增加尿路结石的风险。避免维生素摄入过量最有效的方法是避免滥用维生素补充剂。

25. 补充维生素 D 的最佳方式是什么？

维生素 D 可经日光或紫外线照射后由皮肤合成，运送至靶器官发挥生理活性。经常晒太阳是获得充足维生素 D 的一种既经济又有效的方式，成年人需经常接触阳光，在阳光不足或空气污染严重的地区，可适当用紫外线灯预防性照射。对于刚出生的婴儿而言，母乳中含维生素 D 相对较少，而过早暴露于紫外线下照射可能会损伤婴儿皮肤及视网膜，故婴儿在出生后 2 周左右应开始补充维生素 D 油剂或乳化水剂，每日补充维生素 D 10 μg（400 IU）。

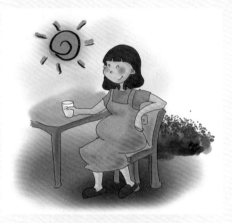

孕妇晒太阳

26. 维生素 A 对人体有什么作用？

维生素 A 是指含有维生素结构且有生理活性的一大类物质，包括已形成的维生素 A 和维生素 A 原。已形成的维生素 A 存在于动物肝脏、鱼肝油、鱼卵、蛋黄等食物中，在体内可直接发挥生理作用；而维生素 A 原包括 α–胡萝卜素、β–胡萝卜素、γ–胡萝卜素，主要存在于深绿色或红黄色的蔬菜或水果中，在体内需转化为维生素 A 才能发挥生理作用。

维生素 A 是构成视觉的重要物质，对暗视觉尤为重要，缺乏时会出现暗适应能力下降，甚至出现夜盲症。此外，维生素 A 还有参与细胞生长和分化，维护上皮组织健康，参与免疫功能等作用，缺乏时易出现眼干燥症、皮肤干燥或角化、免疫功能下降、儿童生长发育迟缓等。

27. 维生素 B 族对人体有什么作用?

维生素 B 族是指具有很多共性及需相互协同作用而被归类为一族的维生素，包含维生素 B_1、维生素 B_2、维生素 B_3、维生素 B_5、维生素 B_6、维生素 B_{12}、叶酸、生物素等。维生素 B 族在体内多以辅酶形式参与机体的代谢，如维生素 B_1 参与能量代谢，维生素 B_2 参与氧化还原反应，维生素 B_3 参与能量代谢和核酸的合成，维生素 B_5 参与体内碳水化合物、蛋白质和脂肪的代谢。维生素 B 族缺乏时会危害机体健康，例如，维生素 B_1 缺乏时可出现脚气病；维生素 B_2 缺乏时易出现眼、口腔、皮肤黏膜炎症反应；维生素 B_3 缺乏时可出现"癞皮病"，产生"三 D"症状，即皮炎、腹泻和痴呆；维生素 B_{12}、叶酸缺乏时易出现高同型半胱氨酸血症及巨幼红细胞贫血。叶酸对孕妇和胎儿而言尤为重要，孕早期缺乏叶酸可引起胎儿神经管畸形，还会增加先兆子痫、胎盘早剥、自发性流产的风险。

28. 维生素 C 对人体有什么作用?

维生素 C 又称抗坏血酸，是较强的抗氧化剂，在体内有多种作用。首先，维生素 C 的抗氧化性较强，可清除自由基，防止氧化剂对 DNA、蛋白质的氧化损伤，有抗衰老的作用。同时，维生素 C 可促进铁、钙、叶酸的吸收利用，辅助治疗缺铁性贫血。此外，维生素 C 还有参与神经递质合成、促进抗体形成、促进类固醇代谢、促进组织中胶原的形成等作用。维生素 C 缺乏时主要引起维生素 C 缺乏症（俗称坏血病），表现为全身乏力、牙龈出血、毛囊出血、骨质疏松等。

29. 哪些食物富含维生素 C？

维生素 C 主要存在于新鲜的蔬菜和水果中。在水果中，樱桃、鲜枣、草莓、刺梨、柠檬、橙子、猕猴桃、柚子、石榴等维生素 C 含量丰富，苹果和香蕉中维生素 C 含量相对较少。一般来说，味道偏酸的水果及野果中维生素 C 含量更高。在蔬菜中，辣椒、番茄、卷心菜、油菜、苋菜、苜蓿等含较多的维生素 C。蔬菜在储存和烹饪中会损失一定量的维生素 C，蔬菜的新鲜程度越低，维生素 C 的损失越大；不同的烹饪方式对维生素 C 的影响也不同，如急火快炒、适当勾芡、加醋烹调等方式会减少蔬菜中维生素 C 的损失。

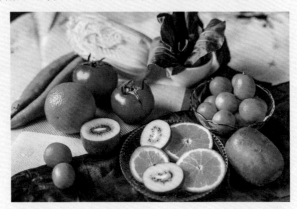

富含维生素 C 的食物

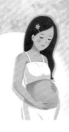

食物的营养价值

1. 我们吃的食物都有哪些种类?

食物种类丰富,不同食物中的营养素含量及营养价值各不相同。食物可分为五大类,即谷薯类、蔬菜水果类、畜禽鱼蛋奶类、大豆坚果类和油脂类。谷薯类主要提供碳水化合物、蛋白质、膳食纤维和 B 族维生素;蔬菜水果类主要提供维生素、矿物质和膳食纤维等;畜禽鱼蛋奶类主要提供蛋白质、脂肪、维生素 A、矿物质、维生素 B 族等;大豆坚果类主要提供脂肪、蛋白质、膳食纤维、矿物质、维生素 E、维生素 B 族;油脂类主要提供能量。

2. 谷类食物的营养价值有哪些?

谷类食物主要包括小麦、稻米、燕麦、荞麦、玉米、小米、高粱等,我国居民以稻米和小麦作为主食,其他谷类称为杂粮。全谷物是指未经精细化加工,或虽经研磨、粉碎、压片等处理但仍保留了完整谷类所具备的胚乳、胚芽、麸皮及其天然营养成分的谷物。

谷物中的主要成分是碳水化合物,主要是淀粉,多集中在胚乳中;膳食纤维主要存在于谷皮中,易随谷物加工的精细程度而丢失破坏;谷物蛋白质的氨基酸构成与人体相差较大,为非优质蛋白;谷物中富含维生素 B 族和维生素 E,是维生素 B_1 和维生素 B_3 的重要来源。成年人推荐每日摄入谷类食物 200 ～ 300 g,其中全谷物和杂豆类 50 ～ 150 g。

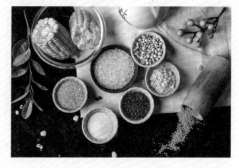

谷类

3. 面粉等级如何区分?

在我国,小麦粉可分为等级小麦粉、高低筋小麦粉和专用小麦粉三大类。等级小麦粉是在制粉过程中,按照小麦粉的加工精度及一定的等级标准,生产得到质量不同的等级面粉。高低筋小麦粉分为高筋小麦粉和低筋小麦粉,前者指利用高面筋质小麦通过一定的制粉工艺生产出高面筋质的小麦粉,后者指利用低面筋质小麦生产出低面筋质的小麦粉。专用小麦粉是指利用品质较好的优质小麦,根据不同用途面粉质量品质的要求,得到具有一定质量指标,满足制品及食品工艺特性和食用效果要求的专用面粉,如面包粉、蛋糕粉、饼干粉等。

4. 哪些食物属于薯类?

薯类含有丰富的淀粉、膳食纤维、多种维生素和矿物质,常见的薯类包括马铃薯(土豆)、甘薯(红薯、山芋)、芋头、山药、豆薯、木薯等。成年人推荐每天摄入薯类 50 ~ 100 g。在日常生活中,可通过薯类主食化、用薯类做菜肴或做零食等方式增加薯类的摄入,例如,将马铃薯或红薯蒸煮后直接作主食食用,或食用马铃薯粉、红薯粉等;炒土豆丝、土豆炖牛肉、山药炖排骨等菜肴也是常用的薯类食用方式;作为零食时,可以选用红薯干,但不建议吃过多的油炸薯条及薯片。

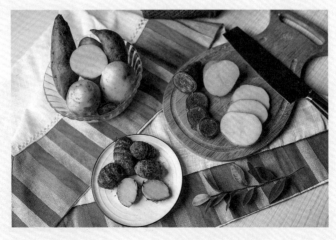

薯类

5. 豆类有哪些营养价值？

豆类中蛋白质含量高，且氨基酸构成与人体相近，属于优质蛋白；其脂肪含量也较高，富含不饱和脂肪酸，如亚油酸、油酸、亚麻酸及磷脂；豆类也是维生素B族的良好来源，且富含钙、磷、铁、锌等矿物质；豆类还含有大豆异黄酮、大豆皂苷、大豆甾醇、大豆卵磷脂、大豆低聚糖等多种

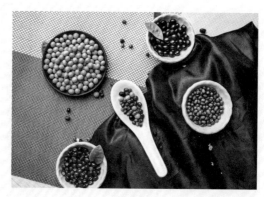

豆类

植物化学物，对人体健康有益。然而，豆类中也含有部分"抗营养因子"，如植酸、蛋白酶抑制剂、植物红细胞凝血素等，影响机体对蛋白质和矿物质等的吸收，但可在加工过程中被破坏或去除。豆类中的碳水化合物不易消化吸收，被肠道微生物分解产气，又称"产气因子"。豆类营养价值较高，建议常吃豆制品，成年人推荐每日摄入相当于 25 g 干大豆量的豆类及其制品。

6. 豆类及其制品有哪些？

豆类一般分为大豆类和其他豆类，大豆类包括黄豆、黑豆、青豆、褐豆及双色大豆，其他豆类包括豌豆、蚕豆、绿豆、小豆、芸豆等。豆制品指以大豆或其他豆类作为原料制作的发酵或非发酵食品（如豆腐、豆浆、豆腐干、腐竹等为非发酵豆制品，豆腐乳、豆豉、豆瓣酱等为发酵豆制品），经过生物发酵形成特定的形态和风味。

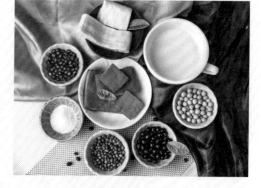

豆类及其制品

7. 蔬菜的营养价值有哪些?

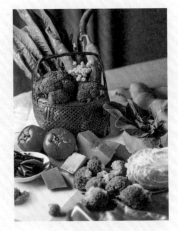

蔬菜中富含钾、钙、铁、磷等矿物质,是我国居民膳食中矿物质的重要来源。蔬菜富含胡萝卜素、维生素 C、番茄红素、叶酸、维生素 B_2 等维生素,其含量与品种、部位、新鲜程度密切相关。蔬菜中含有的如植物固醇、皂苷、芥子油苷、多酚、单萜类、植物雌激素、有机硫化物、植酸等物质,对人体有益。建议餐餐有蔬菜,成年人推荐每日摄入蔬菜 300 ～ 500 g。

蔬菜类

8. 水果的营养价值有哪些?

水果中的碳水化合物种类比蔬菜多,主要含果糖、葡萄糖和蔗糖,还含有纤维素、半纤维素和果胶。水果中含有丰富的维生素 C 和胡萝卜素,如芒果、柑橘等深黄色水果含胡萝卜素较多,鲜枣、猕猴桃、橙子、草莓、柠檬等含维生素 C 丰富。水果中含有多种矿物质,以钾、钙、镁、磷含量较多。此外,多种有机酸使水果呈现酸味,水果中的花青素、多酚类化合物、黄酮类物质等有抗氧化的生物学作用。建议天天吃水果,成年人推荐每日摄入新鲜水果200 ～ 350 g。

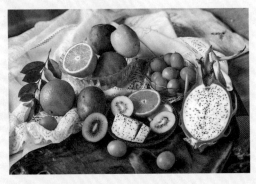

水果类

9. 畜、禽、水产品的营养价值有哪些?

畜、禽、水产品富含蛋白质,大部分存在于肌肉组织中,主要为优质蛋白。肉类的脂肪含量因品种、肥瘦等不同有着较大差别。在畜类中,猪肉脂肪含量高于羊肉和牛肉,兔肉最低。禽类中,鹅肉和鸭肉脂肪含量高于鸡肉和鸽子肉;鱼类脂肪通常较低。动物内脏中富含矿物质和维生素,如动物肝脏富含铁、维生素 A、维生素 B 族,是良好的膳食铁来源;肉类中瘦肉矿物质含量高于肥肉,水产品类钙、硒、铁的含量也较高,还含有丰富的碘。正常成年人推荐每日摄入鱼 40 ~ 75 g、禽畜肉 40 ~ 75 g,优先选择鱼和禽。

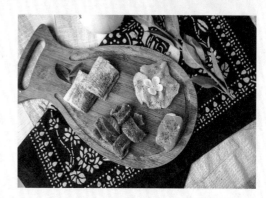

畜、禽、水产品

10. 乳类的营养价值有哪些?

乳类营养素齐全,易消化吸收,营养价值很高。以牛乳为例,牛乳中的蛋白质为优质蛋白,消化吸收率高;牛乳中的脂肪球颗粒小,呈高度乳化状态,容易消化吸收;牛乳中的乳糖可以调节胃酸、促进胃肠蠕动、促进矿物质吸收,有利于肠道乳酸杆菌繁殖;富含维生素 B 族及多种矿物质。值得注意的是,牛乳中含钙尤为丰富,每 100 mL 牛乳中约含钙 104 mg,且吸收利用率高,是膳食中良好的钙来源。建议每天摄入奶类及奶制品,每日摄入量相当于液态奶 300 g。

11. 蛋类的营养价值有哪些?

蛋类营养价值高。蛋类是膳食中极好的蛋白质来源,其蛋白质含量较高,平均每个鸡蛋可提供约 6 g 蛋白质,其必需氨基酸构成与人体相近,消化吸收率高,属于优质蛋白。蛋黄中富含多种矿物质和维生素,也是磷脂的重要来源,

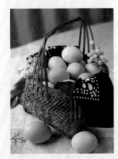

含有卵磷脂、脑磷脂和神经鞘磷脂，其中卵磷脂有降低胆固醇、促进脂溶性维生素吸收的作用。但蛋黄中胆固醇含量较高，每 100 g 鸡蛋中的胆固醇可达 1510 mg，故脂代谢异常者不宜过多食用蛋黄。建议无脂代谢异常者每日食用 1 个全蛋，每周蛋类摄入 280 ～ 350 g。

鸡蛋

12. 蛋的营养价值跟蛋壳的颜色有关系吗？

蛋的营养价值与蛋壳的颜色无关。蛋壳主要由碳酸钙构成，其颜色从白色到棕色不尽相同，蛋壳的颜色是由蛋壳中一种称为"卵壳卟啉"的原卟啉物质决定的。有的鸡血红蛋白代谢可产生卵壳卟啉，因而蛋壳颜色呈浅红色；有的鸡无法产生卵壳卟啉，蛋壳颜色呈白色。蛋壳的颜色与鸡的品种、遗传基因有关，与营养价值关系不大。

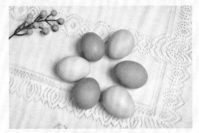

不同颜色蛋壳的鸡蛋

13. 坚果的营养价值有哪些？

坚果是指多种富含油脂的种子类食物，如瓜子、核桃、腰果、杏仁、花生等。坚果有坚硬的外壳，按照坚果中脂肪的含量，可分为油脂类坚果和淀粉类坚果。油脂类坚果富含脂肪，以不饱和脂肪酸为主，且多为必需脂肪酸，常见的有核桃、腰果、松子、花生、瓜子、榛子等；淀粉类坚果脂肪含量较少，淀粉含量较高，包括莲子、板栗、银杏等。坚果中含钙、钾、镁、锌、铜、硒等矿物质，也是维生素 E 和维生素

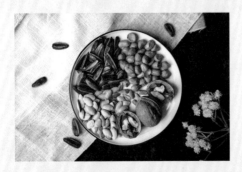

坚果

B 族的良好来源。但坚果通常热量较高，每 100 g 坚果可产生 500 ～ 700 kcal 热量，过量食用不利于体重的控制。推荐每周摄入坚果 50 ～ 70 g，相当于每天食用带壳葵瓜子 20 ～ 25 g，或者核桃 2 ～ 3 个，或者板栗 4 ～ 5 个。

14. 食物的烹饪方式有哪些?

烹调可以使生的食物变熟，杀灭细菌，提高食物的消化吸收率，并增加食物的色、香、味。谷类食物的烹饪方式有煮、焖、蒸、烙、烤、炒等；禽畜肉类及水产品的烹饪方式有炒、焖、煮、炖、蒸、煎、炸、熏、烤等，肉质煮熟后，更易消化吸收；蔬菜的烹饪方式主要为炒、蒸、腌制等。烹饪肉类时，可采用上浆挂糊、急火快炒的方式；蔬菜烹饪应先洗后切，急火快炒；面食应尽量避免高温煎炸；米饭应避免加水弃汤做"捞饭"，以减少烹饪造成的营养素损失。

15. 冷藏和冷冻对食物营养素有影响吗?

冷藏和冷冻均是通过降低温度从而降低食品中酶的活性，抑制微生物生长、繁殖及代谢等，以达到保持食物鲜度的目的。食品冷藏的温度通常在 0 ～ 4 ℃，此时尚未完全抑制酶的活性，食物的营养成分容易发生变化，例如，蛋白质分解、含量下降，脂肪"水解酸败"及"氧化酸败"，出现刺鼻气味、淀粉老化、果蔬维生素 C 含量下降等，故贮藏期较短。

冷冻温度大多为 -18 ℃或更低，可有效抑制微生物的生长繁殖，食物贮藏期较长，但冷冻过程中食品内部的水可结成冰晶，破坏细胞组织和蛋白质，影响食物口感和营养价值，食物解冻时也会造成水溶性维生素的流失。通常，速冻时产生的冰晶较小，对细胞和蛋白质破坏较少，故食品工业常采用"速冻缓化"的方式。

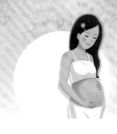

平衡膳食

1. 什么是平衡膳食?

平衡膳食是指在一段时间内，膳食中食物种类和比例可以最大限度地满足不同年龄、不同能量水平的健康人群的营养和健康需求的膳食模式。平衡膳食应满足食物多样，营养素种类齐全、数量充足，营养素比例适当，食物加工烹饪科学等要求。

2. 如何在日常膳食中实现食物多样化?

食物多样化是平衡膳食的基本原则。平衡膳食主张食物多样，平均每周摄入食物 25 种以上，每天摄入 12 种以上。按照一日三餐分配食物品种，则早餐应摄入 4～5 种食物，午餐摄入 5～6 种，晚餐摄入 4～5 种，加餐零食可选择 1～2 种食物。

在日常生活中可采取一定的膳食技巧，比如可小份量制作菜肴，全家共同进餐；也可在一段时间内同类食物互换，如牛奶与酸奶互换、猪肉与牛肉互换、米饭与面条互换等。

3. 每餐应该如何搭配食物?

（1）粗细搭配：将精细谷物与全谷物和杂粮杂豆搭配食用，如荞麦面条、绿豆挂面、八宝粥、八宝饭都是日常膳食较好的粗细搭配范例。

（2）荤素搭配：禽畜肉、水产品等动物性食物与蔬菜、菌藻等植物性食物搭配食用，如什锦菜、烩菜等。

（3）色彩搭配：深黄色及橘色水果往往含更多的胡萝卜素，深绿色蔬菜含较多的镁、叶黄素等，红色番茄、辣椒含有番茄红素等，多种色彩搭配的食物既可以增加食欲，又可以提高营养价值。

4. 为什么提倡膳食中粗细搭配？

（1）粗细搭配可以提高蛋白质营养价值。谷类蛋白质不是优质蛋白，往往缺乏赖氨酸，而豆类食物富含赖氨酸，故谷类与豆类搭配，可通过蛋白质的互补作用提高蛋白质的利用程度。

（2）粗细搭配可以降低主食在体内的血糖应答。精米、精面在体内消化吸收快，对血糖的影响较大，而搭配了富含膳食纤维的粗粮或杂粮后，胃肠排空时间延长，血糖生成相对平缓，升糖指数（GI）较精制谷类大幅度降低。

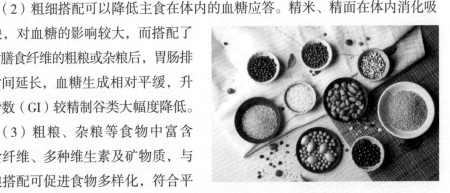

粗粮和细粮

（3）粗粮、杂粮等食物中富含膳食纤维、多种维生素及矿物质，与细粮搭配可促进食物多样化，符合平衡膳食的要求。

5. 膳食中如何让加餐丰富多彩？

（1）水果：水果往往不在正餐食用，是加餐的最佳选择之一，以补充维生素、矿物质。

（2）牛奶、豆浆：早加餐或晚加餐时喝一杯牛奶或豆浆，既可补充水分，又可补充蛋白质及钙，是极佳的天然饮品。

（3）薯类、玉米：两餐之间出现饥饿时，食用紫薯、红薯或者玉米，既可以增加饱腹感、缓解饥饿，又可以补充膳食纤维。

（4）坚果类：坚果类富含不饱和脂肪酸，热量高，可在加餐时迅速补充能量，但一次不宜食用过多，以免能量摄入过剩。

（5）燕麦片、杂粮馒头等主食：饥饿时也可选择主食作加餐，适合糖尿病或妊娠期糖尿病患者晚上加餐食用，以防止夜间出现低血糖。

6. 水果可以代替蔬菜吗?

　　水果与蔬菜不可相互代替。水果和蔬菜是不同的食物种类,两者的营养价值不完全相同。蔬菜中的矿物质、维生素、膳食纤维往往高于水果,而水果中的碳水化合物、有机酸、芳香物质比蔬菜多,且水果在食用前不需要加热,营养成分被破坏较少。同时,水果含糖分较高,升糖水平较高,而蔬菜升糖水平相对较低。因此,蔬菜和水果各有特点,以蔬菜代替水果或以水果代替蔬菜的做法均不可取。

7. 果汁可以代替新鲜水果吗?

　　不建议用果汁代替新鲜水果。水果在压榨成汁的过程中,会损失部分营养素,如维生素C、膳食纤维等,也会使水果中的部分植物化学物氧化,影响营养价值。另外,一些市售的成品果汁往往为了提高口感而添加糖分,长期饮用会增加糖摄入量超标的风险。因此,尽量食用新鲜水果,洗净后直接嚼食或去皮嚼食,而选用果汁是在水果供应不足或外出携带不便等情况下的无奈之举。

8. 豆浆可以代替牛奶吗?

　　不建议用豆浆代替牛奶。牛奶和豆浆是不同种类的食物,营养价值各有特点。豆浆中含钙量低于牛奶,锌、硒等矿物质和维生素A、维生素B_2等维生素含量也比牛奶低,且牛奶中含有多种生理活性因子,故不建议用豆浆代替牛奶。豆浆中含有植物固醇,对心脑血管有利,且豆浆不含胆固醇,碳水化合物和饱和脂肪酸含量也低于牛奶,因此,也不应该用牛奶代替豆浆。最好每天都饮用牛奶及豆浆,也可以用酸奶或其他奶制品替换牛奶,用豆腐、豆干替换豆浆,实现食物多样化。

9. 如何合理应用调味品?

调味品是各种用于烹调调味、食品加工的产品,包括酱油、食醋、花椒、胡椒、盐、糖、味精等。调味品可增加食物的色、香、味,但使用不当时也存在一定的健康隐患,如食盐过量可增加高血压、心脑血管疾病的发病率。日常膳食中,应培养清淡口味,多选用蒸、煮等烹饪方式,少选择高油、高盐、

腌渍的食品,少依赖酱油、味精、鸡精、酱料等高盐调味品。若口味较重可以选用花椒、八角、辣椒、姜等天然香辛料增味,也可以添加醋、柠檬汁等提高菜肴鲜味;烹调用糖应尽量控制到最少量,少食高糖食品,不喝或少喝含糖饮料。

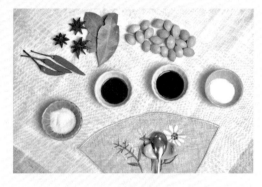

调味品

10. 每日应摄入多少盐及油?

食盐及食用油是我国居民膳食中烹饪或食品加工最主要的两种调味品。食盐的成分是氯化钠,每克食盐含钠约 400 mg,摄入过多可显著增加高血压发生的风险,并与胃癌、脑卒中有关。因此食盐摄入量应合理,成年人每天食盐摄入量不宜超过 6 g。烹调用油过多可增加超重肥胖及心脑血管疾病风险,成年人每天烹调用油推荐摄入量为 25 ～ 30 g。

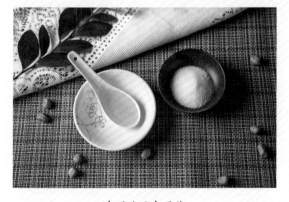

食用油及食用盐

11. 日常生活中应如何有效控制烹调用盐及油的量？

（1）强化健康观念，意识到食盐超标、油脂超标的害处，培养清淡口味，设定限盐限油的饮食目标。

（2）使用定量盐勺、有刻度的油勺或油罐等量化工具，每餐按量加入菜肴。

（3）选择少油少盐的烹饪方式，如清蒸、水煮、炖、焖、凉拌等，少采用腌制、盐渍、煎炸等烹饪方式。

（4）烹调时使用天然香辛料、醋、柠檬汁等调味，代替食盐和酱油；若菜肴中已使用酱油，则应减少食盐用量。

（5）少选用味精、鸡精、酱料、咸菜等高盐食品，不吃或少吃炸薯条、炸薯片、煎鸡蛋、油炸面点等煎炸食品。

（6）日常烹饪选择植物油，少用猪油、鸡油等动物油；少吃或不吃含奶油、黄油、人造奶油、可可脂等甜点及糕点。

（7）少吃肥肉，应尽量选择瘦肉部分；常吃脂肪含量少的鱼、虾等水产品；食用禽类时应去皮，煲肉汤时可撇去上层油脂。

（8）少吃重口味油腻零食，购买零食时注意看食品营养成分表，尽量不买钠含量高、脂肪含量高的食品。

（龙俊青　国林青）

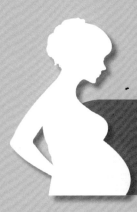

PART 2

孕期膳食管理

1. 营养不良对母体及胎儿有什么影响?

营养不良易使胎儿生长发育迟缓,出现早产儿、低体重儿,新生儿死亡率高,成年后慢性病的发生率增加。同时,营养不良可导致母体营养性贫血、骨质软化、营养不良性水肿、妊娠合并高血压的风险增高。

2. 营养过剩对母体及胎儿有什么影响?

营养过剩可导致孕妇肥胖,增加妊娠期糖尿病、妊娠期高血压及妊娠期高血脂的发病率,剖宫产率增加,剖宫产切口脂肪液化、切口愈合不良、产后出血等风险也会增加。营养过剩会增加巨大儿、胎儿畸形、死胎、围产儿死亡等的发生风险。

3. 孕期膳食中三大营养素如何分配?

膳食中三大营养素为碳水化合物、蛋白质、脂类。碳水化合物,通常称为糖类,是膳食中能量的主要来源,可以保持母体及胎儿的血糖稳定,一般占孕妇每日热能供给的50% ～ 65%,主要来源于谷类、蔬菜、水果。蛋白质,是一切生命的物质基础和表现形式,是机体细胞、组织和器官的重要组成结构,是孕期维持子宫、胎盘和胎儿正常发育的重要营养物质,主要来源于蛋、肉类、鱼类、牛奶、豆类食物等,孕期蛋白质占每日总热能的10% ～ 15%。脂类,可为人体提供能量,占每日总热能的20% ～ 30%。

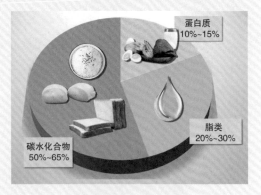

三大营养素供能比例

4. 孕期每日摄入的热量如何计算？

孕早期膳食每日摄入热量要求不低于 1600 kcal，具体推荐量是根据身高计算的标准体重得出妊娠早期基础热量需求（标准体重 × 能量系数），而标准体重（kg）= 身高 −105。例如某孕妇身高为 160 cm，标准体重是 160–105=55 kg。能量系数根据体重指数不同范围为 25 ～ 40 kcal/kg。孕中晚期每日摄入热量在早孕的基础上增加 200 ～ 300 kcal。

热量级别表

体型	卧床 （kcal/kg）	轻体力 （kcal/kg）	中体力 （kcal/kg）	重体力 （kcal/kg）
超重 / 肥胖体型	15	20 ～ 25	30	35
正常体型	15 ～ 20	25 ～ 30	35	40
消瘦体型	20 ～ 25	35	40	45 ～ 50

5. 孕妇如何正确摄入碳水化合物？

碳水化合物是膳食中能量的主要来源，人体所需的能量有一半以上来源于碳水化合物，1 g 碳水化合物可产生 4 kcal 热量，供能速度快，可防止酮体生成，调节血糖。碳水化合物摄入不足可引起胎儿生长受限或低体重儿，还可出现饥饿性酮症，对胎儿神经发育有不良影响，因此妊娠期要求每天摄入碳水化合物的量应占总热量的 50% ～ 65%。

6. 孕期对蛋白质的摄入有什么要求？

蛋白质是孕期维持子宫、胎盘和胎儿正常发育的重要营养物质，孕期蛋白质占每日总热量的 10% ～ 15%，建议进食优质蛋白（如鱼、禽、蛋、瘦肉）。建议成年人每天进食水产品类 40 ～ 75 g，畜禽瘦肉 40 ～ 75 g，蛋类 40 ～ 50 g，平均每天摄入蛋白质总量 120 ～ 200 g。孕早期进食量基本同孕前，而孕中期在孕前的基础上再加鱼、禽、蛋、瘦肉，共计 50 g 左右。孕晚期在

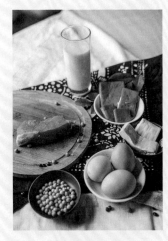

各种高蛋白食物

孕前基础上加鱼、禽、蛋、瘦肉共计 125 g 左右。畜类除了含优质蛋白，还含有大量饱和脂肪酸，所以优先选择鱼和禽类，也可以白天进食畜类，晚上进食水产品及禽类，吃鸡蛋不弃蛋黄。常吃豆类和豆制品，常见大豆有黄豆、青豆、黑豆等，豆制品有豆浆、豆腐、豆腐干、豆腐丝、豆腐脑、豆腐乳等。此外，奶类亦含丰富的蛋白质，可适当摄入各种奶制品，妊娠中、晚期保证每天摄入奶量 300 ～ 500 g。

7. 孕期乳制品如何选择?

　　孕妇可选择低脂或者脱脂奶制品，糖尿病及肥胖的孕妇宜选择低脂、脱脂及低糖等乳制品。那么如何区分全脂奶、脱脂奶和低脂奶呢? 主要是以奶制品中的脂肪含量来区分。全脂奶指的是奶制品里脂肪含量为 3% 左右; 脱脂奶指的是全脂奶经过一系列处理后，将奶中的脂肪含量降低至 0.5% 以下; 而低脂奶是把脂肪含量降低，介于两者之间，一般为 1.0% ～ 1.5%。低糖奶则指的是奶中含糖量低于 5 g/100 mL。

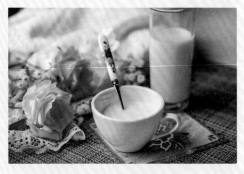

乳制品

8. 孕期对脂肪的摄入量有什么要求?

　　脂肪对孕妇的正常能量供给及生理代谢，以及胎儿神经系统及细胞膜的形成和稳定可起到很重要的作用。脂肪分为单不饱和脂肪酸、多不饱和脂肪酸及饱和脂肪酸，三者都是人体需要的。孕期应适量摄入膳食脂肪，占总能量

的 20% ～ 30%。但应该注意脂肪酸的
比例，要适当控制饱和脂肪酸的摄入
量，饱和脂肪酸、单不饱和脂肪酸、
多不饱和脂肪酸三者的比例建议为
1 ∶ 1 ∶ 1。

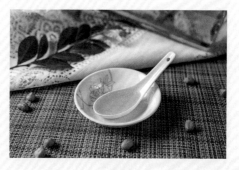

油脂

9. 备孕期如何做好营养管理？

　　备孕期应合理膳食，均衡营养，食物多样，将孕前体重调整至适宜水平，
使体重指数达到 18.5 ～ 23.9 kg/m²。孕前 3 个月开始补充叶酸片，并进食含叶
酸丰富的食物。每天保证摄入各种蔬菜 300 ～ 500 g，1/2 以上为新鲜深色蔬菜；
常吃含铁丰富、铁利用率高的动物性食物，如动物血、肝脏及红肉；选用碘盐，
摄入含碘丰富的海产品，如海带、紫菜；禁烟酒，保持健康的生活方式。

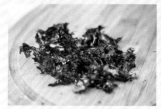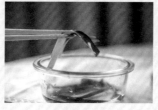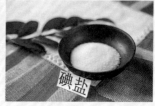

各种含碘食物

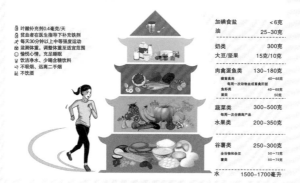

中国备孕妇女平衡膳食宝塔

10. 孕早期如何做好营养管理？

　　孕早期可维持孕前平衡膳食模式，以谷类为主，食物尽可能多样化。如果孕吐严重，可少食多餐，选择清淡适口且容易消化的食物，不必过分强调平衡膳食，但每日应进食富含碳水化合物的谷类食物，要求每日摄入碳水化合物不少于 130 g（可能提供 130 g 碳水化合物的食物有：170 ~ 180 g 的小麦粉或大米、200 g 左右的全麦粉），避免出现酮症，对胎儿神经有不良影响。尽量限制油炸及辛辣刺激性食物，避免诱发呕吐及返流胃液刺激食管黏膜。进食富含叶酸的食物，还应补充叶酸 400 μg/d。

11. 孕中期如何做好营养管理？

　　孕中期在妊娠早期膳食的基础上，每日增加热量 200 kcal，每日摄入热量不少于 1800 kcal。每天奶量增加 200 g，增加鱼、禽、蛋、瘦肉共计 50 g，每周食用 2 ~ 3 次深海鱼类。即孕中期每天摄入食物量：谷薯类 275 ~ 325 g，蔬菜类 300 ~ 500 g，水果类 200 ~ 400 g，鱼、禽、蛋、肉类 150 ~ 200 g（其中，蛋类 50 g，鱼虾类 50 ~ 75 g，瘦畜禽肉 50 ~ 75 g），奶类 300 ~ 500 g，大豆类 15 ~ 20 g，坚果 10 g，烹调油 25 ~ 30 g，食盐不超过 6 g。全谷物和杂豆不少于谷薯类的 1/3，绿叶蔬菜占蔬菜类的 2/3 以上。

中国孕期妇女平衡膳食宝塔

12. 孕晚期如何做好营养管理？

孕晚期在孕早期膳食的基础上，每日增加热量 200 kcal。每日增加鱼、禽、蛋、瘦肉共计 75 g，每周最好食用 2 ～ 3 次深海鱼类。即孕晚期每天摄入食物量：谷薯类 300 ～ 350 g，蔬菜类 300 ～ 500 g，水果类 200 ～ 400 g，鱼、禽、蛋、肉类 200 ～ 250 g（其中，蛋类 50 g，鱼虾类 75 ～ 100 g），牛奶 300 ～ 500 g，大豆类 15 ～ 20 g，坚果 10 g，烹调油 25 ～ 30 g，食盐不超过 6 g。全谷物和杂豆不少于谷薯类的 1/3，绿叶蔬菜不少于蔬菜类的 2/3。

13. 孕中期一日食物搭配举例（热量 1800 kcal）

分餐	搭配
早餐	杂粮馒头 35 g，鸡蛋 60 g，牛奶 160 g
加餐	挂面 35 g，桃子 100 g
午餐	杂粮饭（大米 50 g + 小米 25 g），白菜 150 g，青椒 150 g，牛肉 90 g，花生油 10 g
加餐	紫薯 100 g，苹果 100 g
晚餐	杂粮饭（大米 50 g + 小米 25 g），鲈鱼 90 g，南豆腐 150 g，花生油 10 g
加餐	牛奶 160 g，燕麦片 25 g

14. 孕晚期一日食物搭配举例（热量 2100 kcal）

分餐	搭配
早餐	荞麦面 50 g，鸡蛋 60 g，小白菜 100 g
加餐	牛奶 160 g，燕麦片 25 g，核桃仁 10 g
午餐	杂粮饭（大米 50 g + 燕麦 25 g），芹菜 150 g，鸡胸肉 90 g，南豆腐 100 g，花生油 10 g
加餐	杂粮馒头 35 g，苹果 200 g
晚餐	杂粮饭（大米 50 g + 燕麦 25 g），油麦菜 300 g，猪肝 50 g，草鱼 100 g，腐竹 50 g，花生油 10 g
加餐	牛奶 160 g，紫薯 100 g

15. 如何用交换份法搭配食物？

　　食物交换份法是将常用的食物按照各种营养素含量的近似值进行归类，计算出每类食物每份所含的营养素值和食物质量，并将每类食物列在表格中供交换使用，这样有利于实现食物多样化。食物交换份表将食物分为四大类（八小类），即谷薯类、肉蛋类（肉、蛋、奶制品、豆类）、果蔬类（水果、蔬菜）、油脂类（油脂类、坚果类）。同类食物在一定重量内，所含的能量、碳水化合物、蛋白质、脂肪等营养素相似，每份食物所含热量大约为 90 kcal，在一日食谱的基础上，可进行同类食物交换，搭配丰富多彩的膳食。

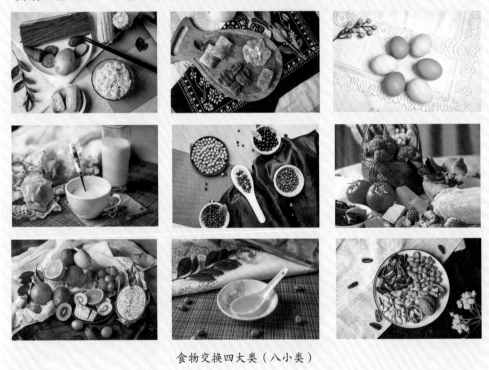

食物交换四大类（八小类）

16. 如何对食物进行估重？

　　无论是营养配餐，还是使用食物交换份表进行搭配，都要求我们对具体的食物进行量化，达到食物定量的效果。确定食物重量时，最理想的方法是称重法，可在家中常备食物秤，烹饪前对食材进行称量，按量进食。多次反复称重可形成经验，对常见食物重量心中有数，在没有食物秤的情况下也可大致了解食物重量。除称重外，也可使用参照物进行估重，例如，乒乓球可用于比较鸡蛋、奶酪和肉的大小；网球用于比较水果大小。日常生活中，也可利用食物量化的图谱，根据直观视觉感受对食物估重。

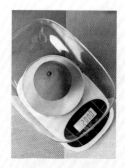

食物秤

17. 简单的食物估重方法有哪些?

简单的食物估重可用手作为参照，按"捧""把""两指""掌心""拳头"等量法，对食物进行估重，简便实用。

（1）"双手捧"：两手并拢，一捧可托起的量，为100 g左右，用来衡量蔬菜类食物量，通常为洗净切过的蔬菜量。

（2）"一把"：食指和拇指弯曲接触可拿起的量，用来衡量叶茎类蔬菜的量，约100 g。膳食指南建议每天摄入300～500 g蔬菜，即3～5捧或把的量。

（3）"单手捧"：一只手可以捧起的量，五指弯曲与手掌可拿起的量，常用来估量大豆、坚果等颗粒状食物，一单手捧的大豆或坚果量约为20 g。注意带壳坚果应称去壳重量，每日大豆、坚果推荐量约为一单手捧的量。

（4）掌心：手掌掌心大小的量，不包括手指，用于衡量片状食物量，如一掌心大小及厚度的肉约为50 g。

（5）拳头：五指向内弯曲握拢的手势大小的量，用于衡量球形、块状食物的量，如一个拳头大小的苹果约为200 g，每日可食用1～2个拳头大小的水果。

（6）两指：食指和中指伸直并拢，用其长度和厚度衡量肉类、奶酪的量，两指厚长相同的肉或奶酪约为50 g。

18. 估重食物时应按生重还是熟重？

量化食物时，通常按照食物生重估重。通常生食变为熟食时，食物重量会发生变化，且食物加工烹饪方式不同，对重量的影响也不同，故估重食物应按生重。为方便起见，目前也有许多食物重量图谱，将生重与熟重同时以图例展示，如一标准碗米饭、一标准碗米粥为多少克等，可直观了解食物重量，更准确评价食物摄入情况。

19. 估重食物应注意什么？

估重食物时，应注意是食物的可食部分重量还是食物毛重。一般情况下，估重食物是取其可食部分，如蔬菜类食物的量，应是洗净、去根、去泥沙之后的量，带壳坚果应称量去壳后可食部分果仁的重量。当可食部分与非可食部分难以分开称重时，可记录食物毛重，但在进行膳食调查及计算营养素摄入量时，应注意该食物的可食部分占比。

20. 孕期一日的蔬菜水果如何搭配？

水果蔬菜是平衡膳食的重要组成部分，是维生素、矿物质、膳食纤维和植物化学物的重要来源。科学进食蔬菜水果，可维持机体健康，降低某些疾病的发生率。那么，一日的蔬菜水果应如何搭配呢？首先，尽量保证每天都有蔬菜，每日蔬菜摄入量 300 ～ 500 g，其中绿色蔬菜占比 2/3 以上，分配在一日三餐之中，荤素搭配。适合生吃的蔬菜，可安排在两餐之间作为零食食用。应选择当季的新鲜蔬菜，少食腌菜或者放置过久的蔬菜。每日有水果，可分配在两餐之间作为加餐或者零食食用。

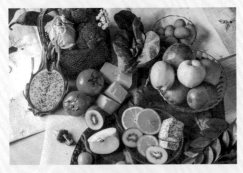

蔬菜及水果

21. 水果可以代替主食吗?

水果是不能代替主食的。膳食平衡是保障人体营养及人类健康的基础,而膳食平衡的基础是食物多样。主食以谷类为主,谷类是平衡膳食的基础。谷薯类等主食含有丰富的碳水化合物,是人体最经济的能量来源,也是维生素 B族、矿物质、蛋白质和膳食纤维的重要来源。只有适当摄入主食,才能满足平衡膳食模式中碳水化合物提供能量应占总能量 50% ～ 60% 的要求,因此,每天宜摄入一定量的杂豆类及谷薯类等主食。水果也是膳食结构中的重要组成部分,虽然水果含有丰富的维生素,但是纤维素及蛋白质含量低,且部分水果含糖量高,若大量摄入含糖量高的水果,有增加孕妇肥胖、妊娠期糖尿病、分娩巨大胎儿等风险,且进食水果过多,势必会影响膳食结构中其他食物的摄入,破坏膳食平衡,影响胎儿生长发育,因此水果不宜代替主食大量摄入。没有糖尿病的孕妇,建议每日进食水果 200 ～ 400 g;有糖尿病的孕妇,建议每日进食水果 200 g 左右,宜选择新鲜的应季水果。

 22. 孕期可以吃零食吗?

孕期可以选择水果、坚果、谷类点心等零食,但尽量选择低盐、低油脂、无添加剂的零食,尽量避免进食煎炸食品、腌制食品等零食。

 23. 孕期可以喝酒吗?

孕期是不建议喝酒的,因为酒精对胚胎发育的各个阶段都有毒性作用,容易引起流产、早产或胎儿畸形。

孕期禁酒

24. 孕期可以喝茶或者咖啡吗?

孕期可适当喝淡茶,但不建议喝浓茶,因为喝过多的浓茶会影响体内铁的吸收。孕期不提倡喝咖啡,因为咖啡含有咖啡因,而咖啡因具有兴奋中枢神经的作用,会影响睡眠,且过多饮用咖啡还会抑制钙的吸收,加重孕妇缺钙。

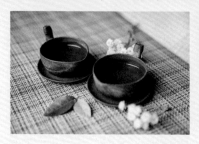
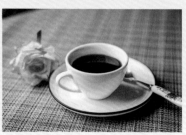

茶及咖啡

25. 孕妇每天该喝多少水?

水是人体不可缺少的部分,在生命活动中发挥着非常重要的作用。孕期每日应饮水 1700 ～ 1900 mL,即 8 ～ 9 杯水,若在高温环境或运动的情况下,还应适当增加饮水量。孕期提倡饮用白开水,不建议喝含糖饮料。白开水经济卫生,不增加能量摄入,是孕产妇最佳的饮品。孕妇应养成每日饮水的良好习惯,不要等到有口渴感时再饮水。饮水时可少量多次,每次 1 杯(约 200 mL),早、晚各 1 杯,其余分配在每日的各个时段饮用。

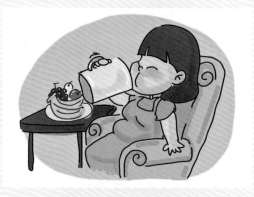

白开水是孕产妇最佳的饮品

26. 孕期妇女营养素缺乏有什么危害?

①叶酸缺乏可能导致胎儿神经血管畸形,主要表现为无脑儿和脊柱裂;维生素 A 缺乏可能导致无眼、小头等先天畸形。②妊娠后期母体蛋白质、能量及各种营养素摄入量不足,可影响胎儿的脑部发育及出生以后的智力发育。③锌缺乏可引起习惯性流产、畸形、死胎。④钙缺乏可影响胎儿骨骼、牙齿发育,甚至影响出生后牙齿整齐及坚固程度;钙严重缺乏者,还可引起胎儿额骨、牙齿畸形及先天性佝偻病;同时,钙缺乏还可导致母体骨钙不足,引起脊柱、骨盆骨质软化,骨盆变形,严重者甚至造成难产。⑤缺铁性贫血和缺乏叶酸、维生素 B_2 可引起孕妇巨幼红细胞贫血,还可降低孕产妇的抵抗力,易并发产褥感染。⑥孕期蛋白质摄入严重不足可致孕妇营养不良性水肿。⑦孕妇营养素缺乏可增加一些孕期合并症的发生率,如贫血、低蛋白血症、缺钙等,均是妊娠期高血压的易患因素。

 27. 孕妇缺钙有什么表现?

孕期由于胎儿从母体摄取钙以供生长发育需要,因此孕妇容易出现钙缺乏,而钙能维持神经和肌肉的活动,孕妇血钙浓度低可导致神经肌肉应激性增高而出现腓肠肌痉挛,表现为小腿抽搐、手足抽搐。而当孕期出现钙缺乏时,母体会动用自身骨骼中的钙以维持血钙浓度来满足胎儿骨骼生长发育的需要,因此,孕妇长期缺钙会出现骨质疏松、腰腿酸痛等,严重时会出现骨质软化症。

 28. 孕妇每天需要多少钙?

所有孕妇每日钙膳食推荐摄入量为:孕早期(妊娠未达 14 周)800 mg,孕中晚期(第 14 周以后)及哺乳期 1000 mg。应尽可能从富含钙的食物中获取充足的钙,当饮食中钙摄入不足时,可给予钙剂补充。对于普通孕妇,推荐从孕中期开始每天补充钙剂至少 600 mg 直至分娩;低钙摄入地区的普通孕妇推荐每日补充钙剂 1500 ～ 2000 mg;而对于妊娠期高血压的高危孕妇推荐从孕中期开始每日补充钙剂 1000 ～ 1500 mg 直至分娩;对于双胎妊娠的孕妇,谨慎推荐孕期每日补充钙剂 1000 ～ 1500 mg。

29. 孕妇如何通过膳食补钙?

　　孕期膳食补钙应首选摄入富含钙的食物，奶和奶制品是补钙的良好来源，女性在孕期每日比孕前增加 200 g 牛奶，每天饮奶量达到 500 g 时，可以提供约 540 mg 钙；常摄入深绿色蔬菜、豆制品、虾皮、虾米、黑芝麻等含钙较高的食物，经常晒太阳以补充维生素 D，则可以达到钙的推荐量。《中国居民膳食指南（2016）》中举例每日提供 1000 mg 钙的食物组合，如下表所示。

获得 1000 mg 钙的食物组合举例

组合一			组合二		
食物	数量	含钙量（mg）	食物	数量	含钙量（mg）
牛奶	500 mL	540	牛奶	300 mL	324
豆腐	100 g	127	豆腐干	60 g	185
虾皮	5 g	50	芝麻酱	10 g	117
蛋类	50 g	30	蛋类	50 g	30
绿叶菜（如小白菜）	200 g	180	绿叶菜（如小白菜）	300 g	270
鱼类（如鲫鱼）	100 g	79	鱼类（如鲫鱼）	100 g	79
合计		1006	合计		1005

30. 喝骨头汤能补钙吗?

　　有些地区传统饮食习惯认为骨头中钙含量高，可以通过煲煮骨头汤来补钙，这种观念是不正确的，骨头汤并不是补钙的良好膳食来源。钙在骨骼中以羟基磷灰石的形式存在，不易溶解，也难以通过煲煮成汤的方式溶于汤中被人体吸收。汤水本身的营养密度并不高，肉汤、骨头汤的营养成分大约只有肉的十分之一，而且骨头汤中含有大量的油脂，脂肪与膳食中的钙形成钙皂，反而可能影响钙的吸收。同时，过量饮汤可能影响主食、肉类食物等摄取，出现营养不均衡的情况。

31. 孕妇需要补铁吗?

孕妇是缺铁性贫血的高发人群,孕期铁的需要量增加是孕期铁缺乏的主要原因。因为孕期血容量增加及胎儿生长发育均需要铁,胎儿肝脏内也需要储存一部分铁,以供出生后 6 个月之内婴儿对铁的需要。孕期铁摄入量不足,易导致孕妇出现缺铁性贫血、抵抗力下降、产褥感染、产后出血,还会减少胎儿对铁的储备,使婴儿较早出现缺铁,此外孕期缺铁与早产、低体重儿、儿童期认知障碍等也有关。因此,孕期若出现缺铁或缺铁性贫血,需要及时补铁。

32. 孕妇每天需要多少铁?

孕妇每日需铁量随孕周的不同而不同,孕早期每日需要摄入铁 20 mg,孕中期和孕晚期分别增加 4 mg 和 9 mg,即孕中期每日铁的推荐摄入量为 24 mg,孕晚期为 29 mg。

33. 孕妇如何合理补铁?

对于非贫血的孕妇,如血清铁蛋白 < 30 μg/L,应补充铁元素 60 mg/d;诊断明确的缺铁性贫血(外周血红蛋白 < 110 g/L 及血细胞比容 < 0.33)的孕妇,应补充铁元素 100 ~ 200 mg/d。孕妇可适当摄入铁含量高且易吸收的食品,主要是一些肉制品,如动物血、动物肝脏,以及牛肉、羊肉、猪瘦肉等红肉。

34. 影响人体铁吸收的因素有哪些?

维生素 C 可促进非血铁红素的吸收,因此将富含维生素 C 的新鲜水果或者果汁(如西红柿、柠檬汁、橘子汁)与富含铁的蔬菜一起食用,可促进机体对铁的吸收和利用。而茶叶中的鞣酸、咖啡中的咖啡因均可抑制铁的吸收,因此缺铁性贫血患者应避免将含铁丰富的食物与茶叶、咖啡同时食用。

35. 大枣、菠菜是最佳补铁食物吗？

　　大枣和菠菜并非最佳的补铁食物。膳食来源的铁可分为血红素铁和非血红素铁。非血红素铁在体内需先被还原成可溶性 Fe^{2+} 的复合物才能被吸收，有效吸收率较低，主要存在于植物性食物中，如蔬菜、水果等。血红素铁的生物利用率较高，主要存在于动物性食物中，如动物血、动物肝脏以及牛肉、羊肉、猪瘦肉等红肉中。大枣和菠菜中的铁属于非血红素铁，吸收利用率较低，不是良好的补铁选择。

36. 什么是地中海贫血？

　　地中海贫血（简称"地贫"）又称海洋性贫血，是一种遗传性溶血性疾病，是由于珠蛋白基因突变或缺失导致的遗传性血红蛋白病。本病以地中海沿岸国家和东南亚各国多见，我国广东、广西、湖南、湖北、四川及重庆为高发区。常见类型为 β 地贫和 α 地贫。β 地贫分为轻型、中间型和重型，轻型 β 地贫一般无症状或轻度贫血；中间型 β 地贫多于幼童期出现症状，其临床表现介于轻型和重型之间，表现为中度贫血，脾脏轻度或中度肿大，可有黄疸、骨骼轻微改变；重型者 β 地贫呈慢性进行性溶血性贫血，严重者可威胁其生命。α 地贫分为静止型、轻型、中间型及重型，静止型 α 地贫无症状；轻型 α 地贫无症状或轻度贫血；中间型 α 地贫又称血红蛋白 H 病，此型临床表现差异较大，出现贫血的时间和病情轻重不一，大多在婴儿期以后逐渐出现贫血、疲乏无力、肝脾大、轻度黄疸等症状；重型 α 地贫又称 Hb Barts 胎儿水肿综合征，胎儿期常发生流产、死胎或新生儿死亡。

37. 患地中海贫血的孕妇能补铁吗？

　　轻型地中海贫血患者临床上多无贫血症状或症状轻微，非孕期一般不需特殊处理，妊娠后应定期复查血常规，有条件者应尽量检查血清铁蛋白，如测血清铁蛋白＜ 30 μg/L，应给予补铁治疗。建议进食前 1 小时口服铁剂，可与维生素 C 同时服用，以增加铁的吸收，但应避免与其他药物同时服用。

38. 哪些地中海贫血孕妇不能补铁?

所有地中海贫血患者孕期均需定期检查血常规,有条件者尽量检查血清铁蛋白。重型及部分中间型地贫患者因为溶血、肠道铁吸收增加,且反复输血等因素导致铁超负荷,一般不需要补铁;中间型或重型地贫患者的铁负荷情况可通过血清铁蛋白、磁共振肝脏铁浓度和心脏铁浓度测定进行评估。

39. 患地中海贫血的孕妇如何进行膳食管理?

对于地中海贫血,饮食治疗并不能明显改善病情,但适当进食高蛋白食物(如牛奶、禽畜肉、鱼、虾等),对于提高患者抵抗力仍然很重要。对于轻型地贫患者,如果没有合并铁缺乏,只要平衡膳食即可;如果合并有铁缺乏,可进食含铁丰富的食物,如动物内脏、动物血、红肉等,亦可进食含铁丰富的新鲜蔬菜及富含维生素 C 的水果,如紫菜、黑木耳、西红柿、柿子椒、柠檬、橘子、猕猴桃等,或遵照医嘱补充铁剂。但是对于中间型及重型地贫患者,大部分都是血清铁含量较高,所以尽量避免进食上述含铁量高的食物。

40. 双胎妊娠者如何制订膳食食谱?

妊娠中晚期双胎妊娠者应在单胎的基础上每日适当增加热量 200 kcal,即轻体力活动条件下,低体重者摄入热量为 2200 ~ 2500 kcal/d,正常体重者摄入热量为 2000 ~ 2300 kcal/d,超重 / 肥胖者摄入热量为 1800 ~ 2000 kcal/d。妊娠中期单胎一日食物建议量:谷类 200 ~ 250 g,薯类 50 g,蔬菜类 300 ~ 500 g,水果类 200 ~ 400 g,鱼、禽、蛋、肉类(含动物内脏)总量 150 ~ 200 g,牛奶 300 ~ 500 g,大豆类 15 g,坚果 10 g,烹调油 25 g,食盐不超过 6 g。双胎妊娠者可考虑在此基础上增加谷类 25 g,鱼、禽、蛋、肉类 50 ~ 100 g,牛奶 100 ~ 200 g,坚果 5 g。

41. 妊娠合并高血压疾病应如何进行膳食管理?

妊娠合并高血压疾病孕妇的饮食应遵循以下原则。

（1）高蛋白膳食。补充适量的蛋白质，可多选食大豆、豆制品、鱼、蛋、肉、乳类及乳制品类等。

（2）高钙饮食。奶和奶制品是钙的主要来源，虾皮、鱼、海带、芝麻酱中也含有丰富的钙，可适当选择。

（3）适当限制饱和脂肪及胆固醇的摄入量。烹调多选用植物油，如茶油、橄榄油、花生油、菜籽油、芝麻油等，少吃各种油炸制品、肥肉和动物油脂，少吃动物内脏及蛋黄等胆固醇含量高的食品。

（4）合理摄入碳水化合物。多吃各种杂粮及豆类，如荞麦、燕麦片、红豆、绿豆等，少进食糖类及甜点心，少饮含糖饮料。

（5）适当补充维生素及膳食纤维。多吃绿叶蔬菜和新鲜水果，补充多种维生素及膳食纤维。

42. 高尿酸血症孕妇应如何进行膳食管理?

高尿酸孕妇膳食提倡低嘌呤、低脂肪和低盐饮食的原则。

选择蔬果类食物时应注意：①限制进食含糖量高的水果，如苹果、龙眼、荔枝、柚子等，可适当摄入柠檬、樱桃和橄榄等，西瓜、椰子、草莓、李子和桃等也可适量食用。②绝大多数瓜类、块茎、块根类及大多数叶菜类蔬菜，均为低嘌呤食物，可食用。③不宜多食香菇、草菇、芦笋、紫菜、海带及粮食胚芽等嘌呤含量较高的植物性食品。

选择动物性食物时应注意：①建议选择白肉，如鸡肉、鸭肉、鹅肉和鱼虾肉，而红肉嘌呤含量高于白肉，如牛肉、羊肉、猪肉等都属于红肉，应少吃红肉。②动物内脏如肝、肾、心等，其嘌呤含量高于普通肉类，宜少吃。③鸡蛋的蛋白、牛乳、海参等嘌呤含量较低，可选择。④腊制、腌制或熏制的肉类，其嘌呤、盐含量高，尽量少选择。⑤烹饪时，提倡水煮后弃汤食用，油炸、煎制、卤制或火锅等烹饪方式均不提倡。⑥使用佐料时，避免使用过多盐、糖和香辛料等。

43. 高脂血症孕妇应如何进行膳食管理?

高脂血症孕妇的饮食原则是低脂肪膳食。

（1）限制饱和脂肪的摄入，适当摄入不饱和脂肪。

（2）定量用油，控制每天用油总量小于15 g，每天用量具盛油，定量摄入，养成良好的用油习惯。

（3）选择合适的烹饪方式，多选择清蒸、水煮、炖、水滑、白灼等。

（4）多食瓜果蔬菜。

（5）选择低脂奶或者脱脂奶，减少脂肪的摄入。

（6）适当摄入膳食纤维，可减少脂肪在肠道的吸收。

（唐雨帆　黄飞燚）

PART 3

孕期体重控制与运动

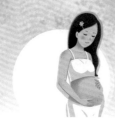

孕期体重控制的要求

1. 什么是体重指数?

体重指数（body mass index，简称 BMI），是用体重（kg）除以身高（m）的平方 [体重（kg）/ 身高（m²）] 得出的数值，如一个人体重 50 kg，身高为 160 cm，其 BMI＝50/1.6² ≈ 19.53 kg/m²。BMI 是目前国际上常用的衡量人体胖瘦程度以及是否健康的一个标准。当我们需要比较及分析人的体重与身高所带来的健康影响时，BMI 值是一个中立而可靠的指标。BMI 正常范围为 18.5 ～ 24.9 kg/m²。

美国医学研究所提出：按照孕前 BMI 来给不同的孕妇进行分类，并以此推荐不同 BMI 的孕妇的体重增长目标。

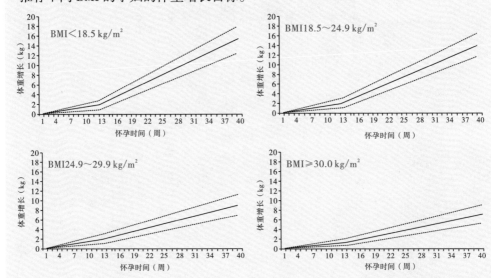

不同孕前 BMI 的孕妇体重增长目标

2. 单胎妊娠孕妇不同孕周及体重指数的体重增加范围是多少?

我国不同孕周及体重指数的妊娠孕妇体重增加的范围

孕前 BMI（kg/m²）	孕期适宜总增重（kg）	理想总增重（kg）	0～12周每周增重（kg）	13～20周每周增重（kg）	20～30周每周增重（kg）	30～40周每周增重（kg）
＜18.5 消瘦或青春期	12.5～18	14～15	2.2	0.4	0.5	0.5
18.5～23.9 正常	11.5～16	12	1.5	0.3	0.4	0.4
24～27.9 超重	7～11.5	7～8	1	0.2	0.3	0.3
≥28 肥胖	5～9					

3. 双胎妊娠孕妇体重增加是否为单胎的一倍?

一次妊娠2个或2个以上的胎儿称多胎妊娠，其中以双胎占绝大多数。双胎孕妇增重的部分不仅是胎儿，还包括孕妇体内血容量、脂肪增加，乳房及子宫增大和胎儿附属物羊水、胎盘的重量，胎儿只占增加体重的一部分。根据我国最新的研究，妊娠37周的双胎平均一个胎儿体重约2.7 kg。可见双胎孕妇体重的增加并不是单胎"×2"这么简单，整个孕期一般增重16～20 kg，大概仅仅比怀一个孩子多5 kg。

根据2009年美国医学研究所的建议，双胎的体重增长范围根据孕妇孕前体重指数有如下标准。

多胎妊娠孕妇体重增长的标准

孕前 BMI（kg/m²）	孕期适宜总增重范围（kg）
＜18.5 体重不足	暂无推荐范围，可按正常体重者进行体重监测
18.5～24.9 标准体重	17～25
25～28 超重	14～23
≥28 肥胖	11～19

4. 如何标准化测量体重?

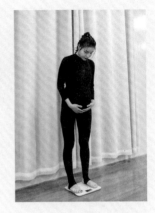

人一天的体重会因为吃饭、饮水、排泄、运动等因素而变化,其变化的范围通常为 1～3 kg,体重通常早上最轻,晚上最重。早上因前一天的消耗及排泄后,体重达到最低值;晚上因为一天的摄入未完全代谢消耗,所以积累的体重最重。

通常我们推荐在早上空腹、排泄后穿着轻便的衣物脱鞋测量体重,或者确保孕妇每次在同样的状态下完成体重测量,比如说早上排泄后按推荐的早餐进食后,穿着轻便衣物,脱鞋测量。

体重测量

5. 孕期为什么需要全程监测体重?

建议对妊娠期全程的营养进行评估,包括体重、孕前 BMI。孕期应该根据孕妇超重或者消瘦的情况制订科学的膳食、运动、生活管理个体化方案,从孕早期做起,全程监测体重变化、孕期营养状况、胎儿生长情况。

6. 孕期体重增加包括体内哪些物质改变?

假设孕期体重增加 11 kg,包括水分 7.3 kg、脂肪 2.5 kg 和蛋白质 1.2 kg。具体分布见下表。

组成部分	子宫肌层	胎盘	乳房	血容量	体液	脂肪	胎儿
重量(kg)	0.8	0.5	0.4	1.2	2.6	2.5	3.0

7. 孕期体重增长过多对母体有何危害?

根据孕前体重情况,孕期推荐体重增加范围为 5～16 kg,不同体重指数的孕妇其孕期推荐体重的增长是不同的。孕期体重增长过多会对母体产生如下危害。

（1）慢性疾病发病率升高：常见的有妊娠期糖尿病、高脂血症、妊娠高血压、血管病变等，产后患 2 型糖尿病及代谢性疾病的风险也会随之增加。

（2）难产风险增加：肥胖的孕妇体脂含量高，体重过大，盆底组织过厚，产道相对狭窄，导致孕妇顺产时体力消耗较大，胎儿娩出阻力也较大，容易发生宫缩无力、产后出血、难产等。如果进行剖宫产，因为腹部的脂肪过厚，手术的困难也比较大，导致胎儿取出时间延长，新生儿窒息风险增加，且产后术口脂肪液化及感染等伤口愈合不良率升高。

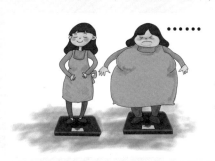

体重过重

 8. 孕期体重增长过多对胎儿有何危害?

（1）影响胎儿的发育：肥胖的孕妇如果患上了妊娠期糖尿病、妊娠高血压、高脂血症等病症，胎儿吸收的营养成分过多，孕妇就可能会生出巨大儿。此外，孕妇血压过高导致孕妇全身小动脉痉挛，会在一定程度上影响胎儿的血供，导致胎儿发育迟缓。

（2）引起胎儿死亡：如果孕妇的体重增长超标，过度肥胖，那么胎儿发生死亡的概率也比体重标准的孕妇高很多，甚至还会导致胎儿出现缺陷。孕妇肥胖容易并发高血压，此时容易出现胎盘早剥，以及孕妇肝酶升高、血小板下降、溶血等高血压并发症，严重危及母胎生命。

（3）流产及早产发生率升高：孕妇体重超重，流产率达 8.7%，而正常体重的情况下流产率只有 2.1%。

 9. 引起孕妇体重异常增加的疾病因素有哪些?

（1）孕妇本身患有代谢性疾病，如甲状腺功能减退等。甲状腺功能减退导致机体新陈代谢率降低，能量消耗减少，促进脂肪堆积，还可分泌大量的黏蛋白导致黏液性水肿。糖尿病孕妇饮食摄入过多或运动量不足而使用药物控制血糖，如各种胰岛素、胰岛素促泌剂等可促进能量代谢合成，导致体重增加。

（2）部分良性肿瘤迅速增大：如巨大卵巢囊肿增长较快时。

（3）水肿：如心功能衰竭，各种病因的低蛋白血症早期，各种原因导致的肾功能异常（如高血压、肾病综合征、慢性肾炎等）等，都会引起孕妇水肿。

（4）羊水过多。

10. 孕妇是越瘦越好吗?

不是。孕妇妊娠期体重的增长是生理性的，按孕前体重指数推荐管理体重增长，越瘦的孕妇体重推荐增加值反而更多，孕期体重不长只长胎儿是不科学的。孕期因为内分泌环境的改变，为保证胎儿的生长、分娩的准备和产褥期的哺乳，需要孕妇有一个正常的体重增长过程，否则对于孕期、分娩期和产褥期都容易造成不良结局，如孕期营养不良易导致器官功能障碍、贫血、胎儿发育异常、难产、产后出血、产褥感染率增加、哺乳质量下降等。

11. 引起孕妇体重下降的疾病因素有哪些?

孕妇在孕早期常因发生妊娠反应而食欲减退，体重可降低。如发生妊娠剧吐则可发生明显的消瘦。经饮食调整及恰当治疗可减轻症状，随着孕周增大妊娠反应逐渐缓解，体重会逐步上升。

孕中晚期较少见体重下降，多见于消耗性疾病如恶性肿瘤晚期、结核病、艾滋病等。

12. 孕期体重增长过快, 是不是不吃饭就可以控制体重?

不可以。人体必需的营养元素有 40 多种，这些营养元素都需要从食物中获得。每种食物的营养元素种类和含量均不一样，因此，只有多种食物组成的膳食才能满足人体对能量和营养元素的需要。

米饭属于碳水化合物类食物，提供我们日常 50% 以上的能量，是不可或

缺的能量来源。如果碳水化合物摄
入不足会导致能量摄入不足，脂肪
和蛋白质异常分解，营养不良，长
期的饥饿性酮症会影响胎儿的正常
发育。同时，因碳水化合物摄入不
足而增加油脂、肉蛋类等食物的摄
入，反而会使摄入的能量超标及营
养的不均衡。

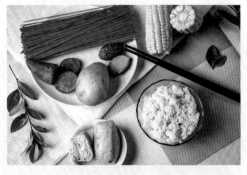

常见碳水化合物类食物

 13. 孕期体重增长过快，是不是尽量不摄入脂肪就可以控制体重?

　　这是不正确的。孕期不应拒绝脂肪的摄入，因为脂肪对胎儿神经系统以
及细胞膜的形成和稳定起到很重要的作用。脂肪分为不饱和脂肪酸和饱和脂肪
酸，两者都是需要的。脂肪还可以帮助人体抵御寒冷，也可以对脏器起到缓冲
保护的作用。

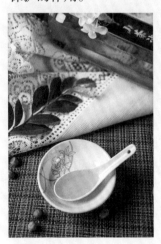

食用油

　　脂肪摄入过多、过少，对人体都是有害的，
过多会引起血脂过高，出现脂肪肝、心脑血管疾病
等相关疾病；过少会引起营养不良，比如出现身体
发育不良、生殖障碍、皮肤受损，以及引起肝脏、
肾脏、神经、视觉的多种疾病。

　　只要合理控制脂肪摄入，就既能发挥脂肪在
人体中的生理功能，又能避免因过量摄入导致的血
脂过高和体重过度增加。此外，因脂肪摄入不足而
增加碳水化合物、肉蛋类等食物的摄入，同样使摄
入的能量超标，出现营养不均衡、体重超标等问题。

14. 孕期控制体重，多吃水果、少吃碳水化合物和肉类可行吗？

不可行。首先按照膳食宝塔要求，每日所需营养物质包括奶制品、豆制品、蛋肉类、蔬菜瓜果和碳水化合物等，都是每日必须且需要按一定比例要求摄入。水果中虽然含有丰富的营养物质，比如膳食纤维、矿物质、碳水化合物、维生素等，但是部分富含果糖的水果摄入过多更容易合成脂肪。因此孕期控制体重

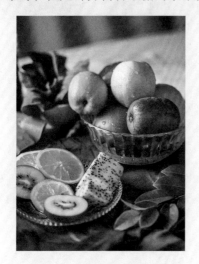

各种水果

及血糖的孕妇，在严格控制主食和脂肪摄入的情况下，也需控制水果的摄入，特别是富含果糖的水果，比如苹果、香蕉、草莓、梨及芒果等热带水果。中国营养学会推荐孕期水果摄入 200 g/d，如果是果汁则不超过 150 mL/d。同时，不科学的减少碳水化合物及肉类也会造成孕期的营养不良。另外，糖尿病孕妇摄入水果也要根据自身血糖情况选择低升糖指数水果，或者使用青瓜、西红柿等代替。不提倡餐前及餐后立即吃水果，一般建议在两餐之间吃。

15. 孕期控制体重，是否需要减少乳制品的摄入？

不需要。因为牛奶可以提供丰富的钙质及优质蛋白，是孕期钙质的优质来源。乳制品里的钙多以酪蛋白钙的形式存在，吸收效率高。孕期母体需要提供充足的钙质以满足胎儿发育的需要，若不能补充充足的钙质，不仅影响胎儿的骨骼发育，同时孕妇的不良反应也会增多，比如抽搐、肌力下降、骨质疏松等。建议孕中期每天摄入牛奶 300 ～ 500 g，另外根据不同孕期、不同个体的需要量进行个体化补充钙剂，高脂血症或者血糖控制不理想者可选用低脂奶或脱脂奶。

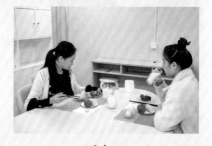

喝牛奶

16. 纤维素的摄入对孕期血糖控制和体重管理有什么好处?

（1）膳食纤维体积大，单位重量小，摄入后在消化道中能占据较大的空间，因此会让人有很明显的饱腹感，但实际提供的热量并不多。

（2）膳食纤维能促进胃肠道蠕动，防止便秘，增加排泄。

（3）膳食纤维的摄入可增加咀嚼，促进唾液分泌，延长胃酸缓冲时间，延缓胃排空和改变胃肠动力类型，增加对血糖的耐受力；减少胰高血糖素、抑胃肽分泌，减少胰岛素的释放并提高胰岛素受体的敏感性，加强葡萄糖代谢能力。

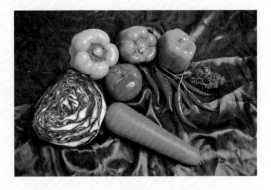

各种蔬菜

17. 孕期多吃豆制品会影响体重吗?

豆制品（如豆腐、豆浆、豆腐干等）营养丰富，热量及升糖指数都很低，能提高饱腹感，减少孕妇进食欲望。同时豆制品富含植物蛋白、微量元素、多种维生素、膳食纤维，其中大豆异黄酮及多肽等可降低血糖，与碳水化合物一同食用可以降低血糖反应。因此多食用豆制品，如用豆制品代替部分肉类、豆浆代替部分含糖饮品，搭配膳食纤维的摄入等，可有效控制血糖及体重。

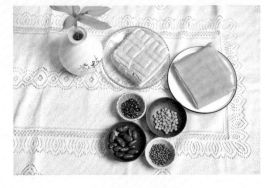

各种豆类及豆制品

18. 孕妇如何挑选零食？

首先要理解什么是零食，我们平时饮食中的加餐都可算作零食，且零食提供的能量算入每天的总热量中。孕妇的零食建议选择低脂、低碳水化合物、低盐的天然食品。不建议将甜食类，高淀粉或者烹饪时间较长、研磨过细的淀粉类食品（如马铃薯、淮山、米粥及肠粉等）、油炸和腌制食品等当零食摄入。零食摄入过多及选择不当，使全天摄入的总热量过多，会影响孕妇的健康及体重管理。

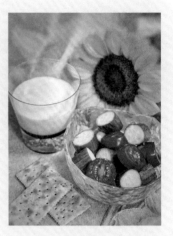

零食

19. 孕早期妊娠反应严重，体重下降，如何进行营养干预？

（1）孕早期出现妊娠反应，如果尚能少量进食，可少量多餐进食，保证充足的水分摄入，可选择半流质或流质饮食，如稀饭、果汁、肉泥等。对于不喜欢或者厌恶的食物，切勿因为考虑营养因素强行进食，这样可能会导致更剧烈的妊娠反应，此时饮食的策略是在减少孕吐的情况下尽量少量多次完成食物的摄入。

（2）如完全不能进食，则根据个体情况进行胃肠内或胃肠外营养，必要时服用止吐药物治疗，但均需在专业医务人员的指导下进行。

（3）保持良好的精神状态和健康的心理，适当释放压力，必要时进行心理干预，保持乐观向上的态度亦能减少妊娠反应的影响。

（4）适当进行户外活动，保持室内环境空气流通，气温适宜，尽量避免接触油烟气体。

20. 妊娠期糖尿病孕妇体重管理需要关注哪些要点？

妊娠期糖尿病孕妇控制血糖需遵循五个原则：饮食、运动、药物、健康教育、血糖监测。血糖监测关注的焦点是血糖控制是否在正常范围内，容易忽略的问题是体重的变化情况。随着孕周的变化，孕妇的体重也应该按其体重指数推荐的增长数值增长。初期的营养干预因为食物的摄入量、种类，摄入时间的调整及运动等原因，身体营养代谢的调整适应，体重在短时间内会出现增长停滞，但这不应该是长期的现象，如果营养干预的措施是合适有效的，一般经过 2 周的适应阶段，体重会恢复正常的增长。其间还需关注胎儿生长的情况及尿酮体的情况，适时调整营养干预的方案。

21. 胎儿生长受限的孕妇体重管理有哪些要求？

胎儿生长受限的原因较为复杂，包括母体、胎儿及胎盘因素。其中母体因素较为多见，包括营养因素、妊娠并发症、年龄、身高、体重等；胎儿因素多见于畸形、染色体异常、感染等；胎盘因素包括各种原因导致的胎盘功能低下、胎盘发育异常、脐带因素等。

针对食欲不佳、体重增长不足的孕妇，建议如下：①根据需要适量增加热量；②少量多餐，定时定量；③保证足够的蔬菜水果摄入；④保证足量的优质蛋白摄入；⑤针对身体情况补充维生素及微量元素；⑥确保适量优质脂肪的摄入，特别是不饱和脂肪酸；⑦注意对原发病的治疗，如贫血、胃肠道疾病等。

针对食欲正常、体重增长过快、胎儿生长受限的孕妇，建议如下：重点需要排除妊娠合并症及并发症，如糖尿病、高血压、肾病、心血管疾病等，根据合并症调整饮食结构，适当补充微量元素。

22. 孕期如何才能"长胎不长肉"？

对于所谓的"长胎不长肉"，正确的理解应该是：孕期体重增长符合对应孕周 BMI 推荐的标准或者略低于标准，但胎儿或新生儿大小与孕周相符。

孕妇应严格按照自己孕前 BMI 对应需摄入的热量安排进食计划，保证合适的碳水化合物的摄入，以及足量的膳食纤维、维生素及矿物质的摄入，推荐摄入优质蛋白，保证合理的运动，孕期做好体重和胎儿发育的监测。有条件者建议请营养师制订个性化膳食方案。

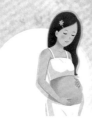

孕期运动的要求

1. 孕期运动对母体有什么好处?

（1）有利于提高身体耐力和协调力，使骨骼肌、盆底肌肉及会阴、肛门肌肉均可得到锻炼，呼吸功能也得到较好锻炼，提高有氧及无氧代谢能力，为顺利分娩提供良好的保障。

（2）有利于控制孕期体重。

（3）有利于减轻孕期不适感并减缓精神压力。

（4）有利于产后康复。

（5）有利于降低糖尿病和高血压疾病的发生率，并减缓疾病的进展，减少并发症的发生。

（6）可减少便秘的发生。

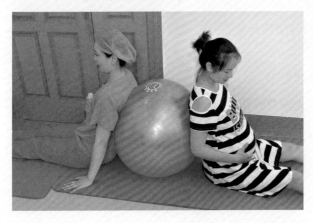
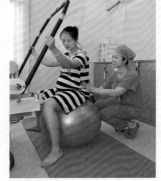

产程中运动（导乐）

2. 孕期运动对胎儿有什么好处?

孕期运动可促进胎儿神经系统的发育,促进胎儿运动系统的成熟,提高胎儿出生后对环境的适应能力。

3. 为什么运动可以控制体重及降低血糖?

运动不仅有助于控制体重消除肥胖,促进身体能量消耗代谢,还可以提高机体对胰岛素的敏感性,同时提高肌肉对血糖的利用,并促进糖原的合成,使糖耐量异常得到改善,使肌肉内葡萄糖转运蛋白4增加,提高胰岛素转运葡萄糖的能力,血糖更容易控制。

4. 孕期运动的注意事项有哪些?

(1)孕期运动前须评估运动的可行性及合理性,身体是否存在不适宜参加此项运动的禁忌证(如前置胎盘、先兆早产、高血压、心脏疾病等),具体可咨询产科医生。

(2)切勿空腹运动,因为空腹运动会出现头晕、恶心、胸闷、心慌、冷汗甚至昏迷及死亡的风险。

(3)建议运动时采取鼻式呼吸。

(4)运动需循序渐进,切勿超负荷运动。

5. 孕期何时可以开始进行运动?

孕早期孕妇的体内环境处于变化较大的时期,胚胎还较小,不稳定的因素较多,过于剧烈和长时间的运动可导致流产率的上升,此时应适当减少运动时间,降低运动强度。建议孕中期后逐渐增加运动强度,可根据自身情况制订运动方案。

6. 孕期运动对环境有何要求？

室内运动应保证空气流通，湿度合适，气温稳定。室外运动除需要满足以上要求外，还需保证运动场所的安全，一般建议在路面平整、绿化良好、人流及车流较少的地方进行运动。

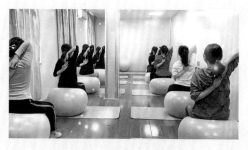

参加孕妇学校的孕妇操课

 7. 孕期如何安排运动时间？

（1）上午时间：7:00—10:00。晨练时应注意保暖，早上气温偏低，早起时体温低，身体肌肉及关节僵硬，容易出现运动损伤，因此适宜做一些较为平缓的运动，如走路、做部分家务等。

（2）下午时间：3:00—5:00。此时间段身体已经得到充分舒展和活动，关节的活动度及肌肉的运动能力达到最佳，可进行一些中等强度的运动，如负重运动、爬楼梯、骑车等。

（3）晚上时间：6:00—8:00。此时肌肉及关节的灵活度和柔韧度最好，可进行一些耐力活动及柔韧性的锻炼。

 8. 孕期适宜开展的运动有哪些？

孕期开展的运动既要能保证孕妇安全，又要能提高孕妇的身体素质。这需要根据孕妇情况个体化看待。孕妇可根据自身条件和兴趣爱好选择合适的运动方式，如走路、低强度的游泳、瑜伽、爬楼梯等。

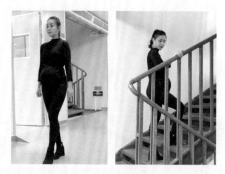

步行及爬楼梯

9. 如何评估运动强度是否足够?

妊娠期运动建议选择轻中度的强度,保持经常运动,每周 3 次以上;运动时脉搏不超过 130 次 / 分钟,每运动 15 分钟应该休息 1 次,运动过程中体温不应超过 38 ℃。

中轻强度运动:①运动时可较为轻松交谈,话语连续;②运动 15 分钟后心跳加速但不觉疲乏;③计步法,建议每天行走步数 10000 步左右;④运动后心率小于 130 次 / 分钟,最佳活动时的心率 =170 – 年龄。

高强度运动:①运动时喘气,疲惫,无法正常连贯交谈;②活动后心跳加速并觉得疲惫;③活动时每天行走步数 ≥ 12500 步。

运动过程建议佩戴运动手表等生命信号记录设备。

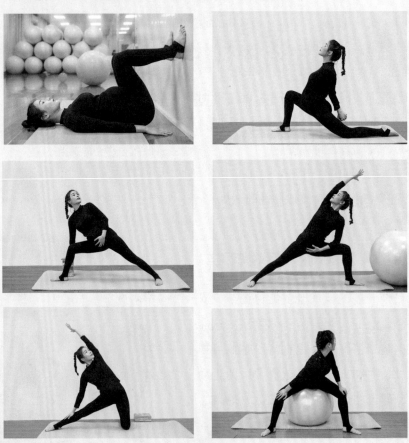

孕妇瑜伽

10. 孕期在什么情况下不宜运动?

孕妇在以下情况不宜运动或应避免频繁的运动：①多胎妊娠；②胎儿宫内发育迟缓；③妊娠期患有高血压疾病，血压控制不平稳；④宫颈环扎术后，宫颈缩短，有顽固性反复的宫缩；⑤持续或反复的阴道流血；⑥胎膜早破或出现频繁宫缩；⑦前置胎盘伴有出血；⑧未控制的甲状腺功能亢进；⑨反复流产或有早产史；⑩先兆早产。

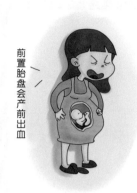

前置胎盘会产前出血

前置胎盘

11. 孕期可以进行游泳运动吗?

孕期可以游泳。相关研究显示，中等强度的有氧水中运动可以提高体能，促进血液循环。游泳时因为水的浮力作用，各骨关节无须承受过多的身体重量，在减少骨骼关节韧带损伤的前提下可得到较为满意的运动效果，避免一些地面运动容易出现的宫缩等不适感觉。但水中运动同样要充分评估自身情况，如伴有其他妊娠并发症不适宜运动者仍需谨慎选择游泳。

12. 孕期游泳运动的时间和强度有什么要求?

孕期游泳时间不应超过 1 小时；室温或水温低于 30 ℃时应避免下水运动，避免低体温对于妊娠的影响；游泳动作应平缓稳健，不做跳水等危险动作；孕晚期近足月因韧带松弛，腿部运动易引起盆骨及附带骨关节韧带的损伤，骨连接的分离，此时应慎重选择游泳运动。

13. 孕期可以进行跑步运动吗?

孕期不建议跑步，主张轻中强度的运动，比如快步走、固定式自行车（健身单车）、游泳、孕妇操、上肢运动等。

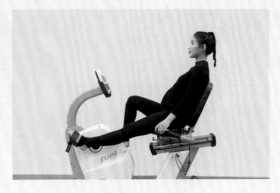

固定式自行车运动

14. 有流产、早产症状或风险的孕妇如何选择正确的运动方式?

（1）盆底肌肉锻炼：能减少尿失禁和产后的盆底功能障碍性疾病。具体方法：排空膀胱，收缩盆底肌肉并持续 2 ～ 5 秒，然后放松肌肉 2 ～ 5 秒，重复 10 ～ 15 遍为 1 次治疗，每天 3 次。

（2）上肢运动：根据具体情况及场所制订方案，一般情况可手持 2 个哑铃或饮料瓶交替进行，左右各上举 10 次，双手同时上举 10 次，持续 20 分钟。

（3）平缓的固定式骑车运动，持续 15 ～ 20 分钟。

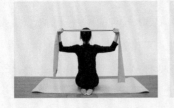
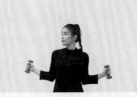
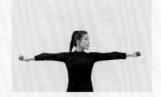

上肢运动

15. 空腹锻炼会给孕妇带来怎样的危害？

清晨时离晚餐进食或者加餐已经超过 8 小时，空腹状态下身体需动员体内糖原分解或蛋白质、脂肪的分解，但糖原分解供能有限，蛋白质及脂肪的分解无法及时跟上，此时运动消耗的能量增加，极易出现恶心、头晕、心慌、出冷汗甚至昏迷等低血糖症状。

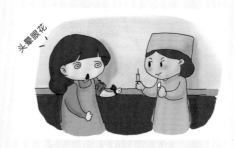

低血糖的表现

对于使用胰岛素或口服降糖药物者更易出现低血糖症状。因此，运动前必须要提前进食，必要时加餐，随身携带饼干、牛奶等补充能量的食物。

 ## 16. 孕妇如何正确安排运动？

孕妇在制订运动方案时，首先应该考虑自身的身体状况，比如是轻度体力工作者，还是中等体力劳动者，或者是需要长期卧床治疗的患者等，需根据自身身体基础条件制订适合自己的运动方案。一般建议孕中期开始有针对性的运动，但如无特殊情况，孕早期即可开始适当锻炼，这也有助于减少孕中晚期糖尿病、体重过度增长等风险。

对于轻度体力劳动的孕妇，运动频率建议每周 3 次、每次 15 分钟，然后逐渐增加频次，做好运动前的准备活动。针对糖尿病孕妇，建议每餐后都能有适当的运动，一般运动不要超过 45 分钟，建议选择温度适宜、舒适的环境锻炼。运动强度由轻度到中度，循序渐进。

建议有氧运动的时间间隔不应超过 2 天。对于耐力训练，推荐每周 3 次，每次 2 ～ 3 组。

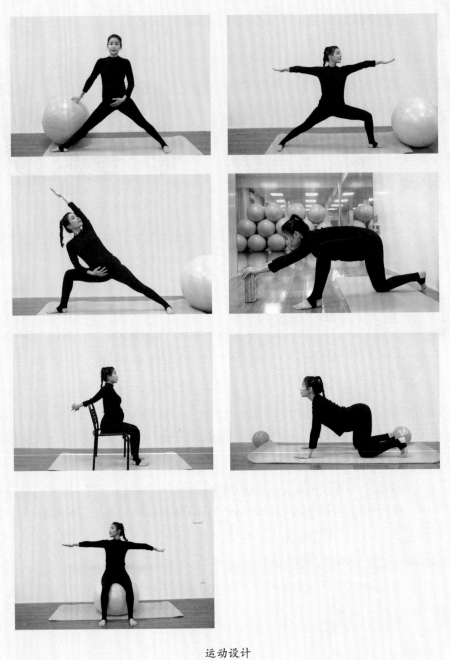

运动设计

（黄飞燚）

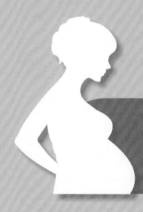

PART 4

认识妊娠合并糖尿病

1. 什么是糖尿病?

糖尿病是一种糖代谢异常的内分泌疾病。当我们摄入了食物之后,经过胃肠道的消化吸收将碳水化合物转变成葡萄糖吸收进入血液,在胰岛 β 细胞分泌的胰岛素作用下,机体将葡萄糖转运至细胞进行氧化分解以提供能量,或合成糖原、转变为非糖物质等。

当机体分泌的胰岛素不足,或者胰岛素的作用相对下降时,血糖滞留在血液中会导致血糖升高,部分葡萄糖经过肾脏排出形成尿糖,因此称糖尿病。

2. 妊娠合并糖尿病有哪几类?

妊娠合并糖尿病称为妊娠期高血糖,包括孕前糖尿病合并妊娠(pregestational diabetes mellitus, PGDM)、糖尿病前期、妊娠期糖尿病(gestational diabetes mellitus, GDM)。

PGDM:根据其糖尿病类型分别诊断为 1 型糖尿病(type 1 diabetes mellitus, T1DM)合并妊娠或 2 型糖尿病(type 2 diabetes mellitus, T2DM)合并妊娠。

糖尿病前期:包括空腹血糖受损(impaired fasting glucose, IFG)和糖耐量受损(impaired glucose tolerance, IGT)。

GDM:包括 A1 型和 A2 型,其中经过营养管理和运动指导可将血糖控制理想者定义为 A1 型 GDM,需要加用降糖药才能将血糖控制理想者定义为 A2 型 GDM。

3. 为什么会发生妊娠期糖尿病?

妊娠中晚期随着胎盘的发育,孕妇体内拮抗胰岛素作用的物质增多,如孕激素、雌激素等,使得孕妇对胰岛素的敏感性下降,为维持正常糖代谢水平,胰岛素需求量必须相应增加,当胰岛素分泌不足时,孕妇妊娠期不能代偿这一生理变化而使血糖升高,从而出现妊娠期糖尿病。

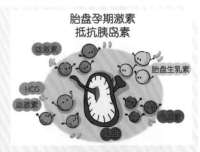

妊娠期糖尿病发生机制

4. 妊娠期糖尿病有哪些临床表现?

糖尿病的典型症状为多饮、多食、多尿、体重减少,但大多数妊娠期糖尿病患者无明显的症状,若妊娠并发羊水过多,或胎儿体重大于孕周相应标准,或出现反复霉菌性阴道炎,则应警惕有合并糖尿病的可能。

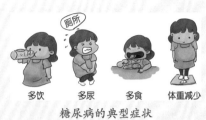

多饮　多尿　多食　体重减少

糖尿病的典型症状

5. 哪些孕妇是发生糖尿病的高危人群?

(1)高龄孕妇年龄≥ 35 岁者。

(2)孕前体重超重(BMI ≥ 24 kg/m^2)或者肥胖(BMI ≥ 28 kg/m^2)者。

(3)孕前有多囊卵巢综合征病史或者糖耐量异常病史者,既往怀孕有过妊娠期糖尿病病史者。

(4)有不良孕产史,包括不明原因的死胎、死产、流产;分娩过体重≥ 4000 g 的新生儿,有胎儿畸形及羊水过多史。

(5)有糖尿病家族史,特别是父母患有糖尿病者。

(6)怀孕时发现体重增加过快、过多,特别是孕 18 ～ 24 周前体重增加过多,也会增加糖尿病患病风险。

(7)孕期有其他特殊情况:妊娠早期反复出现尿糖,发现胎儿体重大于孕周相应标准,出现羊水过多或反复的霉菌性阴道炎,高密度脂蛋白< 1 mmol/L 和(或)三酰甘油> 2.8 mmol/L 等,需排查妊娠期糖尿病。

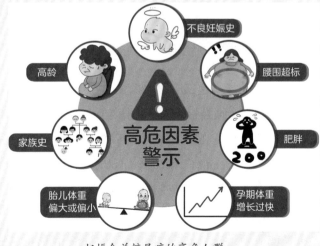

妊娠合并糖尿病的高危人群

6. 如何诊断糖尿病合并妊娠?

在怀孕前就已经诊断,或者在怀孕前未进行血糖检查,存在糖尿病的高危因素,满足以下任意一条即可诊断为糖尿病合并妊娠:①空腹血糖≥ 7.0 mmol/L;②有典型的多饮、多食、多尿等症状,同时任意时间血糖≥ 11.1 mmol/L;③口服 75 g 葡萄糖进行糖耐量试验,服糖后 2 小时血糖≥ 11.1 mmol/L;④糖化血红蛋白≥ 6.5 mmol/L。

7. 如何诊断妊娠期糖尿病?

孕 24 ~ 28 周,行口服葡萄糖耐量试验(oral glucose tolerance test,OGTT):空腹血糖≥ 5.1 mmol/L,1 小时血糖≥ 10.0 mmol/L,2 小时血糖≥ 8.5 mmol/L,满足以上任何一条标准即可诊断妊娠期糖尿病。

8. 尿糖阳性就是糖尿病吗?

尿糖并不作为糖尿病的诊断和判断严重程度的标准,因为妊娠期约 15% 的孕妇饭后会出现生理性糖尿,应当与糖尿病相鉴别。若血糖无异常可定期复查;但糖尿病孕妇尿液检查尿糖阴性并不意味着血糖正常,应该监测血糖情况。

9. 孕前还有哪些血糖代谢异常的情况?

血糖代谢异常包括空腹血糖受损和糖耐量减低两种情况。

空腹血糖受损是指空腹血糖偏高但未达到糖尿病诊断标准,即 6.1 mmol/L ≤ 空腹血糖< 7.0 mmol/L,而糖负荷后 2 小时血糖< 7.8 mmol/L。糖耐量减低是指空腹血糖< 7.0 mmol/L,而 7.8 mmol/L ≤糖负荷后 2 小时血糖< 11.1 mmol/L。这两种情况统称为糖调节受损,也叫糖尿病前期,有进一步发展为糖尿病的可能。在孕前或孕早期发现血糖代谢异常时,就需要尽早开始进行饮食运动干预,定期监测血糖,控制孕早中期的体重增长,预防糖尿病。

10. 糖尿病是遗传病吗?

糖尿病有一定的遗传易感性,可能由多种基因和环境因素之间复杂的相互作用导致。有研究表明,生活在相同环境下,不同种族族群发生糖尿病的概率是不同的。39% 的 2 型糖尿病患者至少父母一方患有该病,且呈现出家族聚集现象,其父母患糖尿病较其他无糖尿病家族史的发生概率高出 5 ～ 10 倍。饮食、体力活动减少,体重增加导致肥胖等,均可增加糖尿病的风险。

11. 什么是尿酮体?

当人体糖的能量代谢不足时,如出现严重腹泻、呕吐、饥饿、剧烈运动、进食过久、感染发热等,就会动用脂肪来产能,但脂肪分解氧化是不完全的,可以产生大量的酮体,从尿中排出,就形成了尿酮体。

12. 妊娠期出现尿酮体的原因有哪些?

妊娠妇女常因妊娠反应(如呕吐、食欲不振)、妊娠高血压等而出现尿酮体阳性,也叫非糖尿病酮症。糖尿病孕妇如果血糖未控制或者治疗不当可出现尿酮体,也叫糖尿病酮症。酮体会影响胎儿神经系统的发育,因此孕期要合理饮食,糖尿病孕妇的血糖要控制平稳,避免酮体的产生。

13. 什么是糖尿病酮症酸中毒?

未控制或治疗不当的糖尿病孕妇可能会出现尿酮体阳性,当体内酮体物质大量增多导致出现食欲减退、恶心、呕吐、腹痛甚至昏迷等症状时,即为糖尿病酮症酸中毒。酮症酸中毒不仅会增加孕早期胎儿畸形的可能,在孕中晚期还会导致胎儿的死亡,更严重时还会导致孕妇出现生命危险甚至死亡。

14. 妊娠合并糖尿病对孕妇的危害是什么?

高血糖可使胚胎发育异常而导致流产,同时可能合并有妊娠期高血压疾病、羊水过多;血糖控制不理想容易发生感染,诱发酮症酸中毒等急性并发症,甚至危及生命;可因胎儿偏大导致难产、产道损伤,增加剖宫产及产后出血的概率。GDM

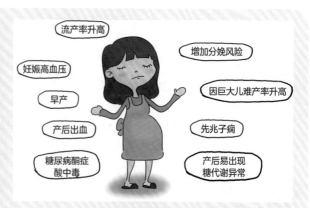

妊娠合并糖尿病对孕妇的危害

孕妇再次妊娠时,妊娠期糖尿病复发率高,远期患 2 型糖尿病、代谢综合征和心血管疾病的风险增加,是非糖尿病孕妇的 1 倍,尤其是妊娠糖尿病伴有妊娠期高血压的孕妇。

15. 妊娠合并糖尿病对胎儿有哪些危害?

妊娠期的高血糖,可能导致胎儿畸形、流产甚至早产,当合并有胎盘微血管病变时可影响胎儿的发育,导致胎儿生长受限。另外,该病还可能导致胎儿体重过大、巨大儿的发生率增加,若胎儿无法轻松通过产道,会在分娩时发生产程停滞、胎儿窘迫、肩难产等产伤,而新生儿易出现低血糖、呼吸窘迫综合征等并发症。

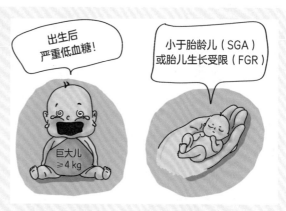

妊娠合并糖尿病对胎儿的危害

16. 妊娠合并糖尿病孕妇所生孩子远期有哪些影响?

妊娠合并糖尿病孕妇的子女在青春期和成年期也可能发生远期后遗症,如肥胖、葡萄糖耐量异常或代谢综合征,心脑血管的疾病发生率也相应增加。

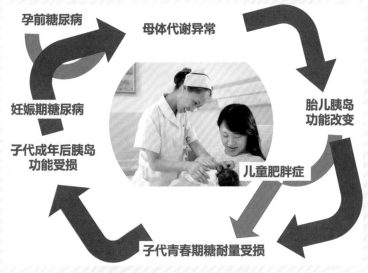

孕前糖尿病　母体代谢异常

胎儿胰岛功能改变

妊娠期糖尿病

子代成年后胰岛功能受损

儿童肥胖症

子代青春期糖耐量受损

妊娠合并糖尿病孕妇的子女远期影响

17. 如何正确备孕?

为了生育健康的宝宝,降低出生缺陷和不良妊娠结局的风险,所有计划怀孕的夫妇都应当进行孕前咨询和接受指导,包括以下几点。

(1)戒烟、戒酒,改变不良的生活习惯,保持心情舒畅。

(2)合理搭配营养,适当运动,保持体重在正常范围。

(3)不要乱用药物,如需用药则应在医生指导下进行。

(4)避免接触有毒有害物质。

(5)孕前 3 个月补充叶酸。

(6)孕前进行相关疾病的排查,确定适合的怀孕时机。

(7)原有慢性疾病,如有高血压、糖尿病、先天性心脏病及甲状腺功能异常等疾病,应在病情控制后再怀孕。

18. 多囊卵巢综合征妇女为什么会发生糖尿病?

多囊卵巢综合征（polycystic ovary syndrome，PCOS）是一种多病因、临床表现呈多态性的内分泌综合征，以雄激素过多和持续性无排卵为主要临床特征，可引起女性月经不规律导致怀孕困难。大多数 PCOS 患者超重或肥胖，胰岛素抵抗高发，所以发生 2 型糖尿病、血脂异常的风险增加。

 ## 19. 多囊卵巢综合征妇女如何备孕?

PCOS 妇女计划妊娠前应测量血压和体重、体重指数，口服葡萄糖耐量试验测定空腹血糖和糖化血红蛋白、血脂，评估代谢情况。在医生指导下使用药物调整月经周期，降低雄激素。同时改变生活方式（饮食和运动），轻度减重（减轻原体重的 5%～10%）。部分患者可恢复排卵，如果减重未使排卵性月经周期恢复，则需要在医生指导下诱导排卵或进行辅助生殖。

 ## 20. 超重或者肥胖人群如何备孕?

超重和肥胖是妊娠期糖尿病的高危因素，备孕期须积极排查糖尿病相关疾病并积极治疗。摄入水果、蔬菜、全谷类和鱼肉等丰富均衡的健康膳食，配合运动减重，最好减至体重正常范围再怀孕。妊娠前减轻体重能降低发生 GDM 的风险，形成良好的膳食生活习惯，减少妊娠期间的过度体重增加。

 ## 21. 糖尿病患者怀孕前血糖控制的目标是什么?

已经确诊为糖尿病的妇女在尝试怀孕前应告知医生，以评估血糖情况是否适宜妊娠。血糖控制尽可能接近正常水平［空腹血糖 4.4～6.1 mmol/L，餐后 2 小时血糖＜8.6 mmol/L，糖化血红蛋白（HbA1c）＜6.5%］。若无明显低血糖发生，可控制至 HbA1c＜6.0%；若有明显低血糖情况，则可放宽至 HbA1c＜7.0%，并适当增加血糖监测频率；当 HbA1c＞10.0% 时，不良妊娠结局风险显著增加，不建议妊娠。

1 型糖尿病也可考虑持续血糖监测，同时要注意预防低血糖和酮症酸中毒的发生。

糖尿病患者孕前血糖控制目标

	空腹血糖（mmol/L）	餐后 2 小时血糖（mmol/L）	HbA1c	评估
理想目标	4.4 ~ 6.1	< 8.6	< 6.5% 或 < 6.0%（无低血糖）	可妊娠
放宽条件	有低血糖	—	< 7.0%	可妊娠
未控制	> 6.1	> 8.6	> 10.0%	不宜妊娠

22. 糖尿病患者怀孕前需要排查哪些疾病？

糖尿病妇女在妊娠前应排查以下疾病。

①眼底疾病：如发现有增殖性视网膜病变等情况，应暂缓怀孕，先治疗视网膜病变，待病情稳定 6 个月后再妊娠，且在孕期密切随访直至产后 1 年。②肾脏疾病：进行血液及尿液检查，评估肾功能，异常者应在孕前先到肾内科就诊，在多科会诊后再决定是否妊娠。③高血压疾病：孕前血压控制的目标是低于 130/80 mmHg，并在妊娠期密切监测血压情况。④心血管疾病：进行心电

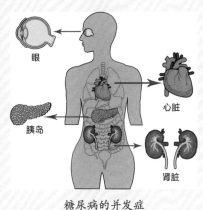

糖尿病的并发症

图、心脏彩超或心功能检测等相关检查，明确心血管情况是否适合妊娠。⑤其他自身免疫疾病检查，如甲状腺功能等。

23. 糖尿病患者怀孕前的降糖药是否需要调整？

孕前最好停用对胎儿有影响的口服降糖药物，改用皮下注射胰岛素，控制血糖平稳，无低血糖等临床症状。目前没有证据表明孕期服用二甲双胍对胎儿有致畸影响，血糖控制不佳或使用胰岛素有困难的孕妇可考虑使用。

24. 糖尿病合并高血压的孕妇用药需注意哪些?

　　需停用导致胎儿畸形的治疗高血压或肾脏疾病的药物，但不要自行停用降压药物，以防止血压控制不佳造成危害。应在医生的指导下调整为孕期能安全使用的降压药，如拉贝洛尔、硝苯地平等。停用降低胆固醇的他汀类药物，此类药物可能对胎儿有一定影响，应避免使用。

（覃钰芹）

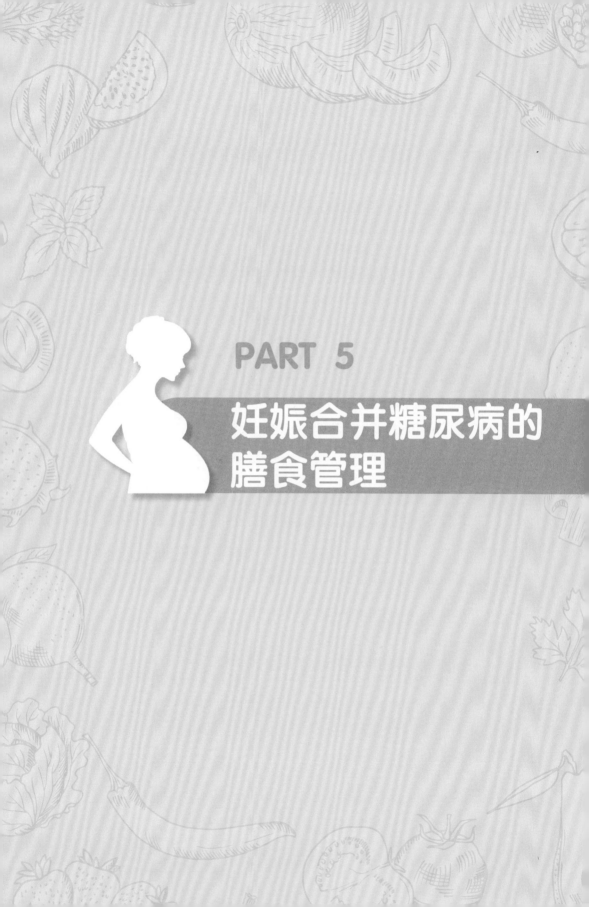

PART 5

妊娠合并糖尿病的膳食管理

1. 糖尿病孕妇每天的膳食应如何分配？

（1）控制总热量的摄入：先算好每日需要的总能量，随后利用食物交换份法或者称重法估算食物的摄入量，避免热量摄入过多。

（2）注意控制主食的量：每天摄入的碳水化合物应占总能量的 50% ～ 60%；尽量选择低升糖指数食物；控制精制谷物的摄入，控制碳水化合物糊化。

（3）保证优质蛋白的摄入：保证蛋白质占总热量的 10% ～ 15%，特别注意优质蛋白的摄入；选择低脂奶、脱脂奶及低糖奶制品。

（4）适当控制饱和脂肪酸的摄入：定量用油，每日控制油摄入量为 25 ～ 30 g，选择花生油、茶油、玉米油、菜籽油等植物油。

（5）少量多餐，定时定量：每日进食 5 ～ 6 餐，以利于血糖稳定，尤其注意睡前加餐，避免夜间出现低血糖及酮体。

（6）粗细搭配，适当摄入膳食纤维：膳食纤维可延长糖尿病孕妇胃排空时间，延缓葡萄糖的吸收，有利于血糖的平稳。

 2. 糖尿病孕妇如何控制主食的量？

主食指富含碳水化合物（糖类）的食物，如谷类及其制品、薯类、杂豆类及其制品等，奶类、水果和蔬菜也含部分糖类。建议糖尿病孕妇的碳水化合物推荐摄入量占每日膳食总能量的 50% ～ 60%，每日主食（碳水化合物）摄入量不低于 175 g，尽量选择低升糖指数食物。

 3. 糖尿病孕妇摄入主食是否越少越好？

主食是碳水化合物的主要来源，若碳水化合物摄入过少，会影响胎儿生长发育，导致胎儿发育迟缓或生产低体重儿，且低碳水化合物饮食容易产生酮体，影响胎儿神经系统的发育。

4. 糖尿病孕妇摄入粗粮是否越多越好？

粗粮是指未经过精细加工的粮食，一般包括全谷物类、杂豆类、块茎类食物。粗粮中含有丰富的膳食纤维，而膳食纤维虽不被人体吸收，但可延长糖尿病患者胃肠道的排空时间，延缓葡萄糖及脂肪的吸收，减缓血糖的升高，预防便秘及改善肠道功能。因此糖尿病孕妇可适当摄入粗粮，但是不能过度摄入，否则会加重胃肠道的负担，影响营养素的吸收，导致孕妇营养不良及胎儿生长缓慢。中国营养学会建议成年人每日摄入膳食纤维 25 ～ 30 g。

5. 糖尿病孕妇可以喝粥吗？

糖尿病孕妇应尽量少喝粥，因为粥类的升糖指数高，且进食后胃肠道吸收快，引起餐后血糖迅速升高，血糖维持时间短，导致血糖高且不稳定，不利于糖尿病孕妇平稳控制血糖。

6. 糖尿病孕妇餐食安排中加餐的目的是什么？

糖尿病孕妇在饮食调控过程中，建议控制摄入总（热）量，在此前提下，尽量采取定时定量且少量多餐，即适当减少正餐的摄入量，匀出的部分放在两餐之间及睡前作为加餐。加餐既可以有效地减少一次性进食过多引起的餐后血糖升高，又可以避免两餐之间及夜间出现低血糖现象，进而使血糖易于控制。

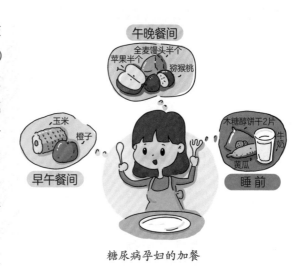

糖尿病孕妇的加餐

7. 糖尿病孕妇应如何科学加餐?

糖尿病孕妇应遵循少量多餐的原则,以降低低血糖及酮症的发生。一般建议每日 5 ~ 6 餐,在两餐之间可以适当加餐。一日膳食可安排如下:早餐 07:00—07:30;早加餐 10:00—10:30;午餐 12:00—12:30,午加餐

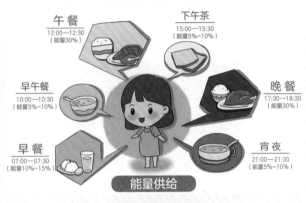

加餐能量分布图

15:00—15:30;晚餐 17:30—18:30;晚加餐 21:00—21:30。一天能量分配:早餐 10% ~ 15%,早加餐 5% ~ 10%;中餐 30%,午加餐 5% ~ 10%;晚餐 30%,晚加餐 5% ~ 10%。

8. 糖尿病孕妇加餐的食物有哪些?

糖尿病孕妇加餐的食物一般有水果类(如橙子、柚子、苹果、西瓜、葡萄、桃子等)、坚果类(如花生、瓜子、核桃、腰果、榛子等)、乳制品(如牛奶、奶酪)、点心类(如苏打饼干、饺子、花卷、馒头等),适当食用粗杂

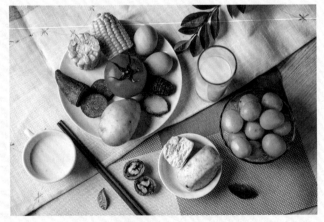

各种加餐食物

粮食品,增加膳食纤维的摄入,如玉米、薯类均可作为加餐食物。

9. 糖尿病孕妇的进食顺序是什么?

　　对于糖尿病孕妇的进食顺序,建议先进食蔬菜后进食主食和肉类。因为蔬菜所含热量较少,富含膳食纤维,可增加饱腹感,可减少对主食摄入的欲望。主食摄入则建议进食富含膳食纤维的谷物,如小米、黑米、窝窝头等粗粮的升糖指数较低,在消化道内的停留时间较长,可减少热量的摄入及血糖的升高。进食主食后再吃肉类,可减少肉类过度的摄入,当然这需要在蛋白质及碳水化合物满足正常需要量的基础上。

10. 糖尿病孕妇能吃哪些水果?

　　在血糖控制良好的情况下,糖尿病孕妇是可以吃水果的,但要控制每天进食水果量为 200 ~ 300 g,且尽量安排在两餐之间作为加餐食用。一般选择低升糖指数(GI 值≤ 55)的水果,比如苹果、李子、柚子、橙子、桃子、葡萄等。部分常见水果升糖指数如下表。

部分常见水果升糖指数

水果	GI 值	水果	GI 值
李子	24	葡萄	43
桃子	28	香蕉	52
苹果	36	菠萝	66
橘子	43	猕猴桃	52
柚子	25	西瓜	72
梨	36		

11. 糖尿病孕妇可否用果汁代替水果?

　　糖尿病孕妇是可以喝果汁的,但是因为水果榨成果汁后升糖指数高于水果,且水果在榨汁过程中会丢失部分膳食纤维及维生素,所以果汁不利于血糖的控制及营养素的摄入。因此能吃水果的,尽量不喝果汁。

12. 如何判断糖尿病孕妇饮食是否合理?

判断糖尿病孕妇饮食是否合理,主要看食物的总热量是否合适、三大营养素的比例和种类是否合适、孕妇体重增长是否合适、胎儿发育是否符合孕周、有无出现饥饿性酮体、血糖有无改善、是否出现低血糖等。

13. 糖尿病孕妇用胰岛素后就不用控制饮食了吗?

糖尿病孕妇用胰岛素后还需要继续规范饮食。糖尿病孕妇在正确饮食及运动的基础上血糖控制不佳才需用胰岛素,如果用胰岛素后不继续控制饮食,可能会出现热量摄入过多、胰岛素用量过多、血糖控制不良带来的各种母胎并发症。

14. 糖尿病孕妇反复出现尿酮体怎么办?

如果糖尿病孕妇反复出现尿酮体,首先要计算每日总能量是否足够(妊娠早期不低于 1600 kcal,妊娠中晚期不低于 1800 kcal),其次要看三大营养素比例是否合理(碳水化合物占总热量的 50% ~ 60%,每日碳水化合物摄入量不低于 175 g,蛋白质 10% ~ 15%,脂肪 25% ~ 30%),最后看是否做到少量多餐的要求(每日 5 ~ 6 餐,睡前加餐)。如果都能做到上述规范饮食要求,尿酮体仍呈阳性,那么还需要注意血糖是否过高,血糖控制不良者必要时用胰岛素治疗。

注意区分饥饿性酮体及糖尿病酮症,前者血糖不高,后者血糖高。若出现饥饿性酮体,须调整饮食结构或摄入量和比例;若出现糖尿病酮症酸中毒,则需胰岛素治疗。

15. 糖尿病孕妇控糖过程中出现饥饿感怎么办?

糖尿病孕妇控糖过程中血糖控制不好时容易出现饥饿感,另外也有一些人开始控糖治疗时,因为不适应饮食习惯及膳食结构的变化而出现饥饿感。在摄入量已经足够的前提下出现饥饿感，可以多吃低热量、高容积的食品，即多进食热量相似但体积相对较大的食物；也可以适当选用粗杂粮，因为粗杂粮吸收缓慢，胃肠道排空时间长，有更强的饱腹感；绿叶蔬菜热量低，可多吃。少量多餐，每天进食 5～6 餐，甚至更多。随着血糖控制逐渐平稳，且饮食习惯慢慢改变并适应以后饥饿感就会减少甚至消失。

16. 糖尿病孕妇不吃糖就可以了吗？

有些糖尿病孕妇特别喜欢吃甜食，当诊断为糖尿病后认为是吃甜食造成的，不吃糖就可以控糖了，甚至用一些蜂蜜来代替糖，这样的观念是错误的。蜂蜜中的成分主要是葡萄糖、蔗糖及果糖，能量高，对血糖的危害并不低于甜食。糖尿病孕妇应减少摄入糖分高的食物，而应选择对血糖影响低的食物，同时要按照糖尿病膳食要求均衡饮食。

17. 糖尿病孕妇应尽量避免摄入哪些食物？

糖尿病孕妇孕期应尽量限制摄入营养价值低而且主要成分为高脂肪、高糖、高盐的食品或饮料，如油炸食品、重油糕点、糖块、膨化食品、水果罐头、碳酸饮料、蜜饯果脯、炼乳、冰激凌、咸菜、方便面等。

18. 糖尿病孕妇膳食烹饪方式有什么要求？

糖尿病孕妇的饮食原则是少盐少油，因此选择合适的烹饪方式尤为重要。烹饪方式多种多样，不同的烹饪方式用油量有多有少，选择蒸、煮、炖、焖、水滑、熘、拌等，都可以减少用油量。应减少使用油炸、煎炸等烹饪方式，避免过多摄入油脂。烹制菜肴时可以等菜准备出锅时再放盐，这样可以减少盐的摄入量。

（唐雨帆　黄飞燚）

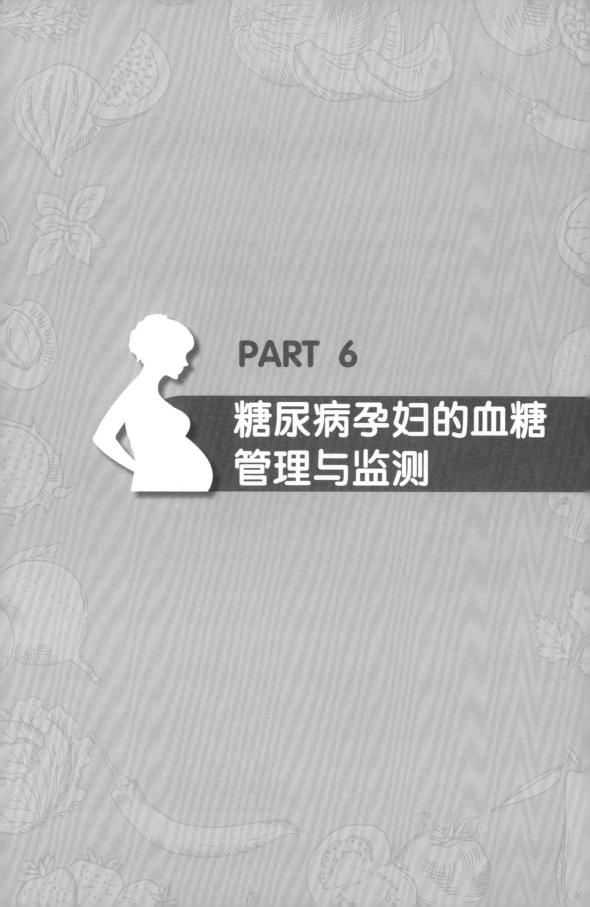

PART 6

糖尿病孕妇的血糖
管理与监测

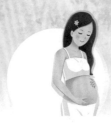

糖尿病孕妇的血糖管理

 ## 1. 糖尿病孕妇孕期血糖控制目标是什么?

控制目标:空腹血糖水平 3.3 ～ 5.3 mmol/L,餐后 1 小时血糖水平 < 7.8 mmol/L,餐后 2 小时血糖水平 < 6.7 mmol/L。

 ## 2. 糖尿病孕妇血糖管理的"五驾马车"是指什么?

"五驾马车"是指糖尿病宣教、医学营养治疗(饮食管理)、运动疗法、药物治疗(胰岛素、二甲双胍等)、血糖自我监测这五种管理方法。80% 以上的妊

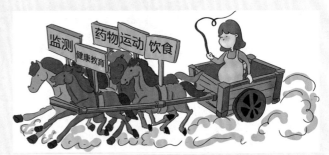

糖尿病孕妇妊娠期血糖管理的"五驾马车"

娠期糖尿病孕妇可以通过改变生活方式来控制血糖水平。

 ## 3. 妊娠期糖尿病健康宣教的内容包括哪些方面?

妊娠期糖尿病健康宣教一般包括以下方面:妊娠期糖尿病相关知识(如什么是妊娠期糖尿病、为什么孕期会发生糖尿病、糖尿病对母婴有什么危害)、糖尿病饮食指导、运动指导、血糖自我监测和记录指导、随诊指导。

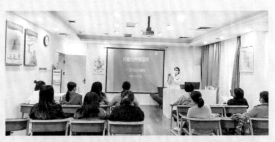

"妊娠合并糖尿病"专题健康宣教讲座

4. 心理健康管理和教育在血糖管理中有何作用？

糖尿病孕妇可能会因为血糖异常、长期的饮食管理出现压力和焦虑，如果缺乏社会支持会增加抑郁症、焦虑症、饮食失调等风险，影响血糖调控，危及母婴安全。因此，情绪健康在糖尿病的健康管理中至关重要。应充分进行糖尿病相关的健康教育，帮助孕妇正视自己的情况，

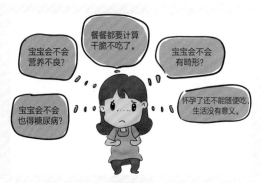

糖尿病孕妇的负面心理情绪变化

并做出积极的行动去改变现状；同时，医务工作者需做好充分的沟通，保持良好的医患关系，增加糖尿病孕妇的信任感和依从性，减少压力与焦虑情绪。

5. 什么是医学营养治疗？

医学营养治疗是根据医学、生活方式以及个人因素为糖尿病患者制订膳食计划，目的是提供全面营养的同时可以帮助糖尿病孕妇更有效地管理血糖。医学营养治疗可以维持血糖处于或接近正常水平；可以防止酮症发生；有助于控制肥胖，治疗高血压、高脂血症；利于胎儿正常生长发育；预防可能发生的远期并发症，如心脏、肾脏疾病等。

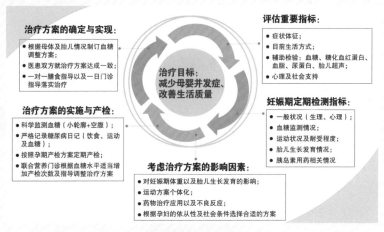

医学营养示意图

6. 糖尿病孕妇制订食谱的基本原则是什么？

由于每位孕妇都存在个体差异，因此无统一的、特定的饮食食谱进行血糖调节，专业营养师将根据个体情况指导进行饮食调节及食谱制订。但每位糖尿病孕妇在饮食选择上必须做到以下几点：①控制食物总热量，根据个体情况及营养师建议进行计算；②少量多餐，促进营养与热量均匀分

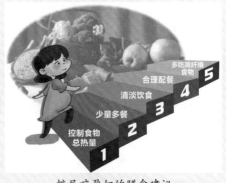

糖尿病孕妇的膳食建议

布；③清淡饮食，避免选择甜食、高脂、高热量、高盐食物；④合理配餐，如主食可选择全谷类食品等；⑤多吃高纤维食物，多吃蔬菜，适量吃水果。

7. 糖尿病合并妊娠与妊娠期糖尿病孕期膳食有何不同？

一般来说，妊娠期糖尿病孕妇的膳食能量需求、影响饮食计划调整的相关因素与普通孕妇是类似的。而糖尿病合并妊娠的孕妇有些需用胰岛素，其餐次和摄入量要严格根据用药时间和剂量来调整，糖尿病合并妊娠更容易发生低血糖，应严格按照医生的建议安排膳食。

8. 饮食过程中"少吃"是否可以降低血糖？

有的糖尿病孕妇会认为饮食控制就类似"饥饿疗法"，都可以降低血糖，实际上，糖尿病饮食治疗强调的是均衡膳食。进食过少，机体热量不足，会造成体内储存脂肪及蛋白质过度分解，代谢紊乱，导致血糖异常波动（低血糖以及反跳性高血糖），出现饥饿性酮症、酮症酸中毒、营养不良、免疫力下降、胎儿生长受限、胎儿窘迫

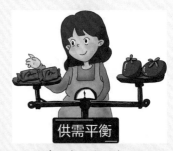

营养饮食讲究膳食均衡

等危及母婴安全的情况。因此不推荐通过随意减少食物摄入量来调整血糖。

9. 用了降糖药物，是否可以随意饮食？

不可以。使用降糖药物或胰岛素均可以帮助调节血糖，但是药物的应用及剂量的调整必须是建立在饮食控制的基础之上。如果随意饮食，造成血糖大幅度波动，或者居高不下，均对调控降糖药物用量产生明显的影响，会出现为降低血糖而需要不断增加药量的情况，强化胰岛素抵抗，导致血糖调节困难，糖尿病近远期并发症风险增高。

10. 正餐严格控制，加餐是否可以多吃或者不吃？

不可以。糖尿病孕妇在妊娠过程需要经历严格的饮食管理，应遵循少量多餐、定时定量的原则。加餐可防止餐前饥饿引发低血糖、饥饿性酮症等。每次加餐的能量一般控制在总能量的 5% ~ 10%，因此对于加餐不可松懈，不可不吃。当然亦不可多吃，以免血糖升高，导致血糖控制困难。

11. 糖尿病孕妇改善妊娠期血糖的推荐运动有哪些？

推荐中等强度的娱乐性有氧运动，如散步、孕妇瑜伽、有氧舞蹈、游泳等。糖尿病孕妇在无禁忌的情况下，规律的运动频率可于餐后进行，每次 30 分钟，每周进行 3 ~ 5 次。如果运动量小，身体舒适，无疲劳感，监测血糖正常，可坚持每日运动 1 ~ 2 次。

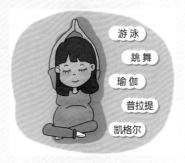

游泳
跳舞
瑜伽
普拉提
凯格尔

中等强度的娱乐性有氧运动

12. 糖尿病孕妇的正确运动流程是什么？

（1）运动前监测血糖，如运动前血糖 < 4 mmol/L 时，应先加餐再运动，避免运动时出现低血糖；运动前血糖 > 13.9 mmol/L 时，应暂停运动，此时运动有可能导致应激性血糖升高，带来更大的风险。

（2）正式运动前应做 5 ～ 10 分钟的准备活动，如活动前腕关节、肘关节、肩关节、膝关节、踝关节的旋转放松，腰部的伸展运动等。

（3）每次运动 15 ～ 30 分钟，进行到 15 分钟左右注意适当休息。

（4）运动后监测血糖，运动后血糖＜ 4.5 mmol/L 时，应补充含糖食物。

13. 糖尿病孕妇运动时要注意什么?

（1）避免空腹运动。尤其是清晨离晚餐进食或者加餐已经超过 8 小时，空腹状态下极易出现低血糖症状，运动前要提前进食。

（2）运动期间根据自我感受、心率、胎动、血糖监测值等适当调整运动时长和频率。

（3）运动期间注意补充水分和避免低血糖发生，同时注意运动强度，避免出现流产、早产先兆如阴道流血、子宫收缩、胎膜早破等情况。

（4）自觉不适如呼吸困难、胸闷、肌肉酸痛等，应停止运动并及时就诊。

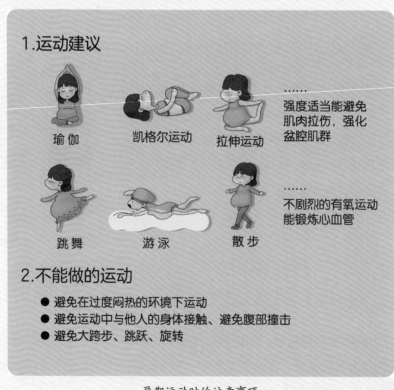

1.运动建议

瑜 伽　　凯格尔运动　　拉伸运动

...... 强度适当能避免肌肉拉伤，强化盆腔肌群

跳 舞　　游 泳　　散 步

...... 不剧烈的有氧运动能锻炼心血管

2.不能做的运动

● 避免在过度闷热的环境下运动
● 避免运动中与他人的身体接触、避免腹部撞击
● 避免大跨步、跳跃、旋转

孕期运动时的注意事项

14. 糖尿病孕妇少吃一点是否就可以不用运动?

　　孕期运动和饮食管理的作用是相辅相成的，用减少摄入量来代替运动的耗能是不可取的，孕期的适当运动可降低妊娠期基础胰岛素抵抗，帮助改善血糖，减少血栓发生的风险，利于胎儿生长发育，促进产后恢复。对于需要多卧床休息的保胎孕妇可以选择适当的床上运动。

 ## 15. 糖尿病孕妇什么情况下需要使用胰岛素治疗?

　　糖尿病孕妇在采取医学营养治疗、运动治疗1周后血糖仍高于目标值，建议使用胰岛素治疗。

 ## 16. 糖尿病孕妇产检频率是否具有特殊性?

　　糖尿病孕妇需根据血糖监测情况、是否使用胰岛素情况及胎儿情况适当增加产检频率。如血糖控制良好、孕妇依从性好可2周复诊1次，每次产检时须向医生提供血糖监测日记（自行定期记录一日餐食及血糖监测情况）。

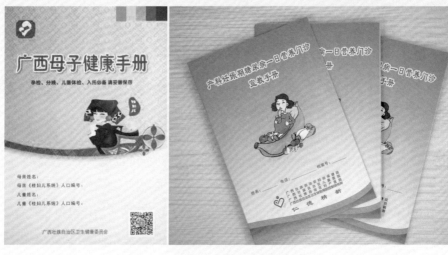

糖尿病孕妇产检时必备资料

17. 糖尿病孕妇为什么要监测血糖?

血糖监测是糖尿病管理中十分重要的组成部分,血糖监测结果有助于评估病情变化及反映降糖治疗的效果,是制订及调整控糖方案的重要依据。糖尿病孕妇通过定期、规范的血糖监测,有利于达到理想的血糖管理目标。

18. 血糖监测方法有哪些?

目前临床上血糖监测方法主要有 2 种。①自我血糖监测:采用微量血糖仪自行测定毛细血管全血血糖水平,这也是平常最常使用的监测血糖的方法。②连续动态血糖监测:通过葡萄糖感应器监测皮下组织间液的葡萄糖浓度而间接反映血糖水平的监测技术,可提供连续、全面、可靠的全天血糖信息,了解血糖波动的趋势,发现不易被传统监测方法所探测的隐匿性高血糖和低血糖。

扎手指测血糖步骤图

19. 产科医生和糖尿病孕妇需关注哪些血糖监测指标?

(1)空腹血糖:指不进食 8 ～ 10 小时的血糖值。该值用于了解机体基础血糖水平,也可以了解前一天用药后的血糖情况。

(2)餐后 2 小时血糖:指从进食第一口开始计算时间,2 小时后的血糖值。该值用于了解进食后机体对抗血糖的功能,也可以反馈降糖药物的治疗效果。该血糖值会受到饮食和运动的影响。

(3)夜间血糖:凌晨 2:00 ～ 4:00 的血糖值。胰岛素治疗已接近达标,但空腹血糖仍然较高时,应检测夜间血糖。怀疑有夜间低血糖者应检测夜间血糖。

(4)糖化血红蛋白(HbA1c):反映孕妇在抽血前 2～3 个月的平均血糖水平,不受短期饮食、运动等生活方式变化的影响,可作为评估糖尿病长期控制情况的良好指标。应用胰岛素治疗的糖尿病孕妇,推荐每 2 个月检测 1 次 HbA1c。

20. 如何正确进行血糖监测？

（1）大轮廓（7次）：三餐前 30 分钟血糖（3次）+ 三餐后 2 小时血糖（3次）+ 夜间血糖（1次）。适用于新诊断的高血糖孕妇、血糖控制不良或不稳定者，以及妊娠期应用胰岛素治疗者。每周应至少行大轮廓检测 1 次，根据血糖监测结果及时调整胰岛素用量。

（2）小轮廓（4次）：早上空腹血糖（1次）+ 三餐后 2 小时血糖（3次）。适用于不需要胰岛素治疗的 GDM 孕妇且血糖控制平稳者。每周行小轮廓检测 1 次。

21. 常用的血糖监测指标的标准是多少？

（1）空腹血糖。

妊娠期糖尿病孕妇：应控制在 3.3 ～ 5.3 mmol/L。

孕前糖尿病孕妇：应控制在 3.3 ～ 5.6 mmol/L。

（2）餐后 2 小时血糖。

妊娠期糖尿病孕妇：应控制在 ≤ 6.7 mmol/L。

孕前糖尿病孕妇：应控制在 5.6 ～ 7.1 mmol/L。

（3）夜间血糖。

孕期夜间血糖正常值不低于 3.3 mmol/L。

（4）糖化血红蛋白。

妊娠期糖尿病孕妇：HbA1c < 5.5%。

孕前糖尿病孕妇：HbA1c < 6.0%。

22. 低血糖会有哪些症状？

血液中葡萄糖含量过低称之为低血糖，即血糖水平 < 50 mg/dL（2.8 mmol/L），对于妊娠合并糖尿病孕妇，尤其使用药物降血糖者，血糖 ≤ 3.9 mmol/L 即考虑为低血糖。当出现低血糖时，常表现为饥饿感、出汗、颤抖、焦虑、虚弱感、视物模糊，严重者会意识模糊甚至失去意识、抽搐等。

23. 糖尿病孕妇在什么情况下会发生低血糖?

（1）不正确使用降糖药物，如未在医生指导下规律使用胰岛素或胰岛素用量过大。

（2）未按时进食或进食量过少。

（3）运动量过大而未及时补充能量。

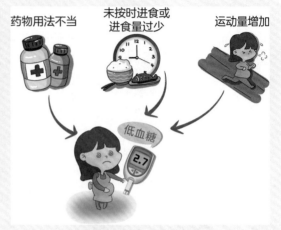

糖尿病孕妇易发生低血糖的情况

24. 发生低血糖后该如何处理?

立即进食能快速吸收的含糖食物，如糖果、饮料等，以快速增加机体血糖水平。如进食后仍无改善，须立即就医。在医学饮食控制血糖过程中反复出现低血糖时，需及时就医指导饮食方案调整。

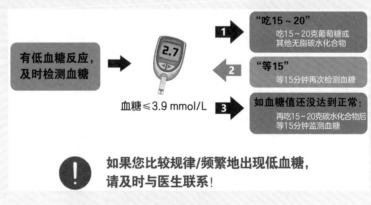

低血糖处理方法

（黄晶）

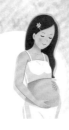

糖尿病一日门诊

1. 什么是糖尿病一日门诊?

　　糖尿病一日门诊是由产科医生、营养师、专科护士组成的专业团队为糖尿病孕妇定期开展的学习班。糖尿病一日门诊的管理方式独特，它不同于传统意义上的患者就医的普通门诊，而是利用 PPT 授课、食物模具展示、亲身体验相结合的教育形式把妊娠期糖尿病孕妇组织在沉浸式课堂中，让糖尿病孕妇边听课边吃，边运动边控糖。

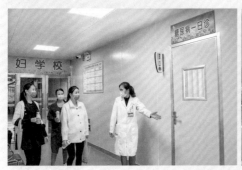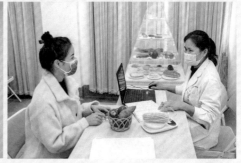

参加糖尿病一日门诊

2. 为什么要参加糖尿病一日门诊?

　　妊娠合并糖尿病不仅会显著增加妊娠期高血压、胎儿宫内窘迫、羊水过多、胎膜早破等风险，还会增加孕产妇分娩后 5 ～ 10 年发展为 2 型糖尿病的概率，严重危害母儿健康，并造成巨大的社会经济压力和医疗负担，有妊娠合并糖尿病史者再次妊娠时发生糖尿病的可能性为 30% ～ 50%。

　　糖尿病一日门诊有助于提高糖尿病孕妇的自我管理行为。通过糖尿病一日门诊的学习，可以帮助糖尿病孕妇及时了解妊娠合并糖尿病的高危因素、对母儿的危害及干预的方法；可以帮助糖尿病孕妇学会正确搭配食物，选择适宜自己的运动方式，掌握正确监测血糖的方法，也为后期的血糖控制打下基础，有利于减少母儿并发症的发生。

3. 糖尿病一日门诊的课程安排有哪些？

理论课程：妊娠合并糖尿病的相关知识。

操作课程：①利用食物模具进行食物搭配。②吃营养餐。③监测血糖。

运动课程：孕妇操、哑铃操。

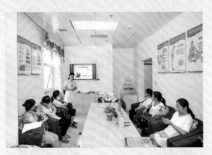
营养专家讲授 GDM 小常识

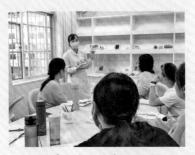
营养专家示范食物搭配

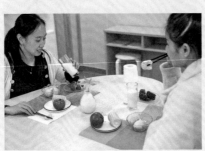
吃营养餐

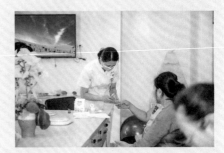
监测血糖

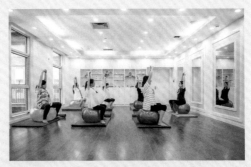
孕妇操

4. 参加糖尿病一日门诊需要做哪些准备？

（1）穿着方便活动的服装、运动鞋，空腹来糖尿病一日门诊报到。

（2）带上孕期保健手册、就诊卡、水杯等日常用品。

（3）带上小笔记本和笔，记录一些有用的信息。

（4）医院营养食堂提供当天的食物，无须额外携带食物。

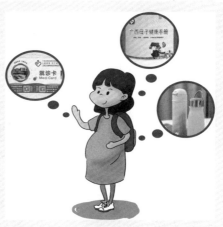

参加糖尿病一日门诊需要准备的物品

5. 参加糖尿病一日门诊的流程是什么？

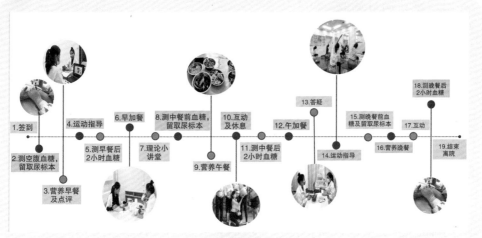

糖尿病一日门诊流程图

6. 糖尿病一日门诊结束后还需要做什么？

糖尿病一日门诊结束后，孕妇回到家应该严格按照营养食谱来调整饮食，选择适宜自己的运动方式，遵医嘱进行血糖监测，按时产检，不适随诊。

7. 糖尿病一日门诊需要反复参加吗?

糖尿病一日门诊是否需要反复参加,这要看血糖控制的情况。如果参加糖尿病一日门诊后经监测血糖控制良好,不需要再重复参加。如果参加糖尿病一日门诊后血糖仍然控制不理想,或者随着孕周的增长原来的控制血糖方案已经不再适用时,需要继续到营养门诊重新制订膳食和运动方案,同时可以

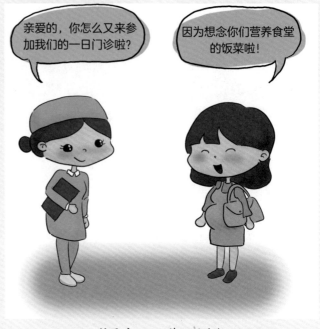

亲爱的,你怎么又来参加我们的一日门诊啦?

因为想念你们营养食堂的饭菜啦!

糖尿病一日门诊不限次数

再次回到糖尿病一日门诊,在营养团队的指导下进行实践。

当然,糖尿病一日门诊本身并不限制参加次数,所有孕妇只要想了解和实践孕期的饮食和运动模式,都可以报名参加。

8. 若未按照糖尿病一日门诊的内容去做应该怎么办?

在糖尿病一日门诊学习到的饮食和运动管理方案都是针对所有糖尿病孕妇制订的一个大众化的治疗方案,每个人都可以根据自己的实际情况,在合理范围内进行调整。在营养门诊复诊的时候,可以向营养师提出自己在控糖过程中遇到的困难,营养师会根据个人的实际情况,给出个体化的意见和建议,帮助糖尿病孕妇在不耽误工作的同时,合理运用自身的条件有效地控制血糖。

(汤璐　詹智芳)

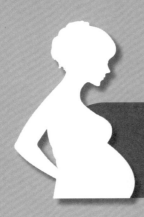

PART 7

妊娠合并糖尿病的
药物治疗

1. 妊娠合并糖尿病哪些情况需药物治疗？

（1）所有的 1 型、2 型糖尿病孕妇妊娠前使用胰岛素的，妊娠后应继续使用。

（2）妊娠期糖尿病经规范的饮食控制、运动疗法治疗后，血糖仍不达标者，即 24 小时内血糖监测空腹血糖≥ 5.3 mmol/L，或餐后血糖≥ 6.7 mmol/L。

（3）使用饮食控制疗法后孕妇感觉饥饿，并出现尿酮体，但增加饮食摄入后血糖又超标者。

（4）血糖控制达到标准，但孕妇体重下降及胎儿生长发育受限者。

 ### 2. 哪些药物可以用于妊娠合并糖尿病的治疗？

目前，用于妊娠合并糖尿病的药物主要是胰岛素。胰岛素是治疗妊娠期糖尿病的首选药物，包括超短效胰岛素、短效胰岛素、中效胰岛素、长效胰岛素。

口服降糖药物也可治疗妊娠期糖尿病，常用的是二甲双胍和格列苯脲。选择使用何种药物及治疗方案由医生根据病情决定。

 ### 3. 妊娠合并糖尿病如何选择口服降糖药？

二甲双胍和格列苯脲由于能够通过胎盘，所以不能用作一线药物，但目前尚未发现二甲双胍对子代有明确的不良作用，妊娠期应用二甲双胍的有效性和对母胎的近期安全性与胰岛素相似。美国食品药品管理局（FDA）将妊娠期药物安全性分级为 B 级（即人类无危险证据，动物实验对胎儿无害，是对母胎相对安全的药物），但我国目前尚缺乏相关研究，临床应用较少。对于胰岛素用量较大或拒绝使用胰岛素的孕妇，或孕妇因主客观条件无法使用胰岛素（如无法安全注射胰岛素或难以负担胰岛素的费用）时，可使用二甲双胍控制血糖。应用上述口服降糖药物的潜在风险远小于未控制孕妇高血糖本身对胎儿的危害，在患者知情告知的基础上，可谨慎用于部分妊娠合并糖尿病患者。

4. 胰岛素是什么药物?

胰岛素是胰腺内的胰岛细胞分泌的一种能够帮助血液中的葡萄糖等转移到细胞内并利用的一种激素。胰岛素是人体内唯一能降低血糖的激素,同时可促进糖原、脂肪、蛋白质的合成,是人体中调节血糖最重要的激素。正常人胰岛素的分泌与血糖水平形成动态平衡状态。

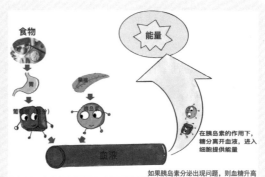

胰腺及其分泌调控示意图

妇女妊娠后,由于体内孕激素的增多,胎儿生长发育也需要更多的能量,需要产生大量的胰岛素来调节,如胰岛素产生绝对不足或相对不足,体内的葡萄糖代谢发生紊乱,血糖升高而发生糖尿病,就需要注射胰岛素治疗了。

5. 胰岛素可分为哪些种类?

按药物来源分为动物胰岛素、重组人胰岛素和人胰岛素类似物。

按药物作用起效的特点分为超短效胰岛素类似物、短效胰岛素、中效胰岛素、长效胰岛素(包括长效胰岛素类似物)、预混胰岛素(包括预混胰岛素类似物)。

6. 哪些胰岛素可用于孕妇?

经国家市场监督管理总局批准,可用于孕妇的胰岛素有超短效胰岛素类似物(门冬胰岛素)、短效胰岛素(常规胰岛素)、中效胰岛素、长效胰岛素类似物(地特胰岛素)。近年来,超短效胰岛素类似物(诺和锐)、预混胰岛素类似物(诺和锐30)及长效胰岛素类似物(地特胰岛素)在孕妇中使用的安全性已得到充分证实,亦可使用。

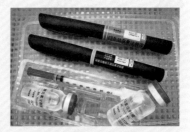

各种孕妇常用的胰岛素

7. 如何选用不同类型的胰岛素?

胰岛素应选择最符合生理要求的治疗方案,并且在专业医生的指导下使用。中效胰岛素或长效胰岛素皮下注射,适用于空腹血糖高的孕妇。进餐后血糖高的孕妇宜选用超短效或短效胰岛素。采用简单胰岛素治疗方案控制不佳者或妊娠期糖尿病围手术期者,可选用胰岛素泵治疗。

孕妇常用胰岛素的选择

胰岛素或类似物	起效时间(min)	峰值时间(h)	持续时间(h)	适用的孕产妇
超短效	10～20	0.5～1.5	3～5	餐后血糖高
短效	30～60	2～3	7～8	餐后血糖高
中效	120～240	6～10	14～18	空腹血糖高
长效	60～180	8～10	18～26	空腹血糖高

 ## 8. 胰岛素治疗有哪些好处?

(1)有利于控制血糖。

(2)胰岛素获得国家市场监督管理总局批准,可用于妊娠期妇女。

(3)不通过胎盘,对胎儿很安全。

(4)副作用很少。

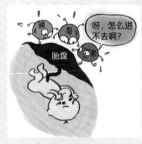

胰岛素不能通过胎盘

 ## 9. 胰岛素治疗有哪些副作用?

(1)使用或管理不好则可引起低血糖。

(2)少数人注射初期会发生轻度水肿、视力模糊,一般不需处理可自行消退。

(3)部分人会有过敏反应;长时间固定部位注射或注射方法不正确,会发生皮下脂肪萎缩或增生。

(4)注射时会有疼痛感,孕妇依从性差。

10. 使用胰岛素就可以随意进食不需运动了吗?

不论使用何种方法治疗妊娠合并糖尿病,都应合理控制饮食,适量运动。控制饮食是治疗的基础,力求饮食和血糖的稳定。胰岛素的用量是根据各时段血糖值等进行调整,不控制饮食可导致血糖波动,胰岛素用量变动过于频繁也不利于控制血糖。因此,使用胰岛素者非常有必要配合营养治疗。

运动可以降低血糖,减少胰岛素的使用量。在使用胰岛素后,要注意自身运动后血糖变化的规律,并注意低血糖的症状,运动时若感觉不适应立即停止运动。应随身携带含糖的食物,如发生低血糖症状可立即进食并监测血糖。

 ## 11. 是否一旦使用胰岛素就表示病情严重?

妊娠期糖尿病的严重程度,主要看有无并发症及并发症的严重程度,是否已造成了对母胎的影响。孕期使用胰岛素,是用于饮食或运动疗法效果不好的孕妇,不一定表示病情严重。如孕早期血糖正常,孕中期糖耐量试验查出的妊娠期糖尿病,分娩后几乎都可以停用胰岛素。

 ## 12. 妊娠期一旦使用胰岛素是否要终身使用?

妊娠后,胎盘激素的升糖作用、进食后的血糖峰值高于非妊娠期、胰岛素抵抗等特点,是妊娠期易发生糖代谢异常的原因。

如果妊娠期使用胰岛素,分娩后不一定要终身使用。分娩后胰岛素的需要量会明显减少,应注意监测血糖,适时减少胰岛素的用量,避免低血糖。多数妊娠期糖尿病孕妇产后血糖会恢复正常,分娩后可停用胰岛素。分娩后血糖正常者应在产后第 6 周行 75 g OGTT,重新评估糖代谢情况,并进行终身随访。

 ## 13. 使用胰岛素的孕妇如何监测血糖?

使用胰岛素的孕妇应遵医嘱严密监测血糖,并仔细记录于专用的糖尿病日记。

（1）开始使用胰岛素时，监测每天三餐前、三餐后2小时、0点的血糖共7次，及三餐前尿酮体。医生根据血糖及尿酮体情况调整胰岛素的种类、剂量至合理的范围。

（2）血糖稳定后每周2次监测三餐前及三餐后2小时血糖，持续监测2周。

（3）2周以后，每周1次监测三餐前及三餐后2小时血糖。

（4）注意低血糖症状，不适时随时检测血糖。

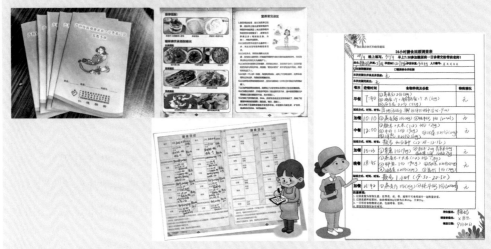

糖尿病日记

 14. 如何注射胰岛素？

（1）注射部位。注射胰岛素可选择以下部位：腹部、上臂外侧、大腿前外侧、臀部。

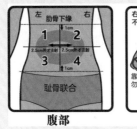 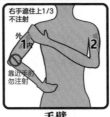 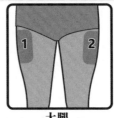 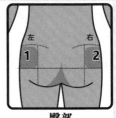

胰岛素建议注射部位

（2）注射位置。腹部是最佳的注射位置，药物吸收最好；臀部吸收最慢。腹部注射点距离肚脐 5 cm 以上，每次注射不要在同一位置，新旧注射点最好距离 2.5 cm 以上。

（3）注射方法。用酒精棉签或棉球消毒注射点皮肤后捏起皮肤，针垂直扎入，将事先抽好的胰岛素推入皮下组织。注意要用小短针头，确保药物注入皮下组织。

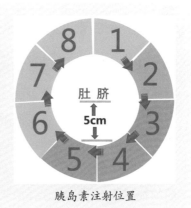

胰岛素注射位置

15. 患者可以自己注射胰岛素吗？

经过医护人员的培训，患者可以自己注射胰岛素。患者及其家属经过培训必须注意以下胰岛素的注射要点：

（1）胰岛素剂量及其准确抽吸。

（2）胰岛素的注射部位及其更换要求。

（3）注射部位的消毒方法。

（4）消毒后捏皮。

（5）进针及拔针角度。

（6）注射器的使用及废弃。

（7）一次性针头不得重复使用，更不得与他人共用。

（8）注射部位如出现肿胀、红斑、硬结、水疱等不良反应，应及时咨询主治医师或指导护士。

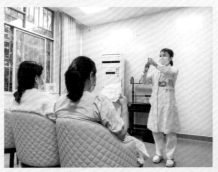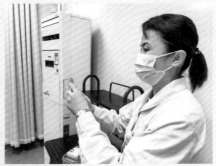

胰岛素注射的培训

16. 胰岛素注射过量应如何急救?

胰岛素注射过量可能会发生低血糖反应,严重的低血糖可能会造成患者死亡。因此,要严格按照要求使用胰岛素,降低低血糖反应出现的概率。如果注射了过量的胰岛素,根据药的种类及剂量,可选择摄入甜食如含糖饮料、糖块、面包、饼干等,并立即通知家人,及时就医,监测血糖。

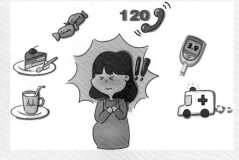

低血糖时的处理措施

17. 胰岛素在家中如何保存?

胰岛素要正确保存,尚未使用的胰岛素要放置在 2 ～ 8 ℃的冰箱内保存,切记不要放在冷冻室内(−18 ℃),因为胰岛素是一种小分子的蛋白质,冷冻会破坏其降糖效果。使用中的胰岛素要尽量存放于不超过 25 ℃的室温下,避免光照和受热。胰岛素开封 28天后不要再使用。

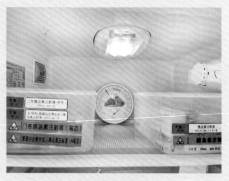

胰岛素的保存

18. 妊娠期使用胰岛素需要注意哪些事项?

(1)胰岛素治疗必须建立在调整生活方式的基础之上。

(2)胰岛素使用宜早不宜晚,以便尽快使血糖控制达标,以减少高血糖对母儿的危害。

(3)胰岛素治疗应从小剂量起始,在没有急性应激(如发烧、酮症酸中毒等)的前提下,多数患者初始剂量为 0.3 ～ 0.8 U/(kg·d)。

(4)胰岛素用量分配一般是:早餐前>晚餐前>中餐前,同时要注意个体化。

（5）优先调整餐后血糖最高的相应餐前的胰岛素用量，每次调整剂量的幅度为 2 U，距离血糖达标值越近，调整的幅度越小。

（6）剂量调整不宜太频繁，每次调整后应观察 2～3 天再判断疗效。

（7）对于空腹血糖升高的患者，不要贸然加大胰岛素用量，应先监测凌晨的血糖，再决定晚上胰岛素需要加量还是减量。

19. 使用胰岛素如何进行孕期保健？

（1）自觉按照医护人员的指导控制饮食。

（2）严格按照规定的剂量、时间注射胰岛素。

（3）胰岛素用量调整不能心急，医生护士与糖尿病孕妇都要有耐心，应平缓过渡到目标值。

（4）每次产检都应携带糖尿病日记，医生护士会检查饮食及自测的血糖情况。

（5）遵医嘱按时产检，根据孕周及时检查 B 超、肾功能、电子胎心监护以了解胎儿生长情况及评估母胎安危。

20. 使用胰岛素的孕妇何时终止妊娠？

使用胰岛素治疗的 GDM 孕妇，如血糖控制良好且母胎无并发症，在严密监测下，妊娠 39 周后可终止妊娠；如血糖控制不满意或出现母胎并发症，应及时入院观察，根据病情决定终止妊娠时机。糖尿病伴发微血管病变或既往有不良产史者，需严密监护，应个体化选择终止妊娠的时机。

21. 使用胰岛素的孕妇如何选择分娩方式？

使用胰岛素的孕妇本身不是绝对要剖宫产的，大多数可以选择顺产，只有出现以下情况才酌情选择剖宫产：

（1）巨大胎儿、羊水过少、胎儿电子监护异常、胎位异常或有其他产科指征者，应行剖宫产。

（2）对于糖尿病病程大于 10 年，伴有视网膜病变及肾功能损害、重度子痫前期、有死胎或死产史的孕妇，应放宽剖宫产指征。

（3）选择阴道分娩的孕妇，应严密观察产程，警惕肩难产及产后出血。

 ## 22. 孕产妇在什么情况下易发生酮症酸中毒？

酮症酸中毒是糖尿病的并发症。在血糖未很好得到控制、胰岛素不适当减量或突然中断治疗、饮食不当、手术、分娩、精神刺激等情况下，孕产妇容易发生酮症酸中毒。

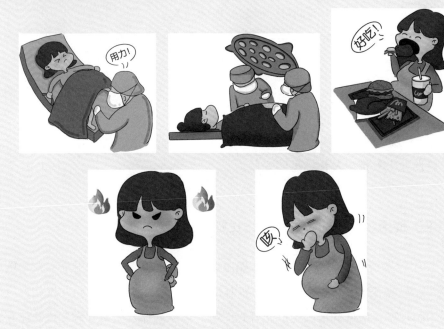

孕产妇发生酮症酸中毒的诱因

 ## 23. 酮症酸中毒对孕妇有什么危害？

酮症酸中毒对母体的影响主要表现为严重高血糖、高血酮，排尿增多、酸中毒，严重脱水，血液中钠、钾、氯等大量丢失，伴有恶心、呕吐、低血压、心律失常、休克等表现，严重者甚至心搏骤停，是引起患者死亡的主要原因。

24. 酮症酸中毒对胎儿有什么危害?

孕早期发生酮症酸中毒,会使胎儿畸形发生率增加。孕中晚期发生酮症酸中毒,会严重脱水导致胎盘血流减少、胎儿缺氧及酸中毒,严重时引起胎儿宫内死亡。酮症酸中毒远期可影响新生儿的智力与中枢神经功能的发育。有研究发现,孕期血酮浓度与其后代出生后第2年的智力发育指数相关。

25. 如何避免发生酮症酸中毒?

(1)自我监测及严格控制血糖。根据血糖水平来调控胰岛素用量,尽量控制血糖在正常范围内。

(2)定期就诊。应定期到专科门诊就诊,监测血糖及糖化血红蛋白,评估并发症。

(3)避免诱因。按医嘱使用胰岛素,不能擅自停药或减量,身体不适时应尽早就医,孕妇临产后主动告知医护人员病情。

(4)保持良好的生活习惯。应尽量保持规律饮食和作息。

(5)合理饮食。食谱食量不应变化过多、过频。

(6)防止脱水。保证饮水量,运动后或出汗多时应及时饮水。

(7)合理运动。选择适合自身的运动,每天散步30分钟和做适量的家务,以不感觉疲劳为度。

(8)早期识别。知晓酮症酸中毒的诱因及症状。

(夏红卫)

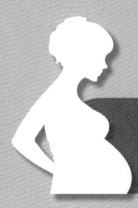

PART 8

分娩期、产后血糖
管理与随访

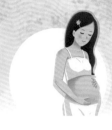

糖尿病孕妇分娩期管理

 1. 糖尿病孕妇可以顺产吗?

糖尿病孕妇如血糖控制良好,胎儿体重适宜,正常阴道分娩概率较大,可以选择顺产。

 2. 糖尿病孕妇分娩时机如何选择?

①若估计胎儿体重 ≥ 4500 g,建议择期剖宫产;②糖尿病孕妇无血管病变、血糖控制佳,建议 39 ~ 39^{+6} 周分娩;③合并血管病变或血糖控制差者,建议 36 ~ 38^{+6} 周分娩,必要时可更早终止。

 3. 在分娩室待产,消耗能量主要在哪方面?

分娩过程是一个能量显著消耗的过程,主要体现在子宫收缩的耗能,产妇分娩过程中用力、肌肉的收缩等。据报道,整个分娩过程总共消耗约 6211.4 cal,相当于完成 10 公里长跑所需的能量。

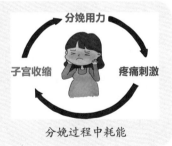

分娩过程中耗能

 4. 在分娩室待产为什么能量容易不足?

在分娩室待产,除消耗能量增多,还容易发生能量摄入不足,导致机体能量供给处于负平衡。能量摄入不足主要原因有两个:一是宫缩疼痛引起不适感;二是胃肠道蠕动减慢,唾液分泌减少,食欲下降。

5. 糖尿病孕妇进分娩室待产要准备哪些食物?

产程中能量补充至关重要，食物选择除需满足产妇的喜好外，还需既能快速补充能量，又能加快胃排空，减少发生呕吐、误吸的风险。

（1）建议饮食：清淡、易消化的食物，如肉粥、白粥、汤泡饭、小米粥、面条、云吞等。

（2）不建议饮食：不易消化的食物，如高脂肪、高糖、高蛋白，以及刺激性食物。

（3）杜绝饮食：人参等过度活血的食物。

（4）建议多饮水，少量多次饮用，并适量补充运动型饮料（除含咖啡因成分外）、果汁等。

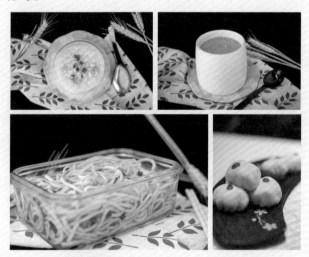

产程中可食用的肉粥、小米粥、面条、包子

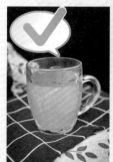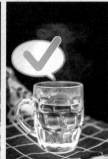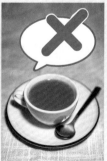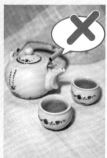

产程中建议喝果汁、水，不建议喝咖啡及茶

6. 在分娩室实施计划分娩的糖尿病孕妇对饮食有何要求?

实施计划分娩,是指糖尿病孕妇尚未出现产征,但又有医学指征需要尽快终止妊娠,这时候会采取点滴催产素或其他方式来诱发宫缩达到催生的目的。对催产素的敏感性因人而异,如果糖尿病孕妇未出现明显疼痛感,也就是未临产,这时候仍可以优选进食糖尿病餐。

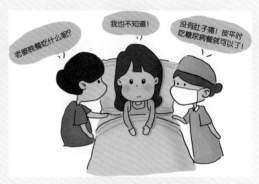

计划分娩未临产饮食示意图

7. 糖尿病孕妇待产过程中饮食选择较平时有何不同?

糖尿病孕妇在平时的孕期饮食选择中不建议进食粥类,因为进食后会引起血糖波动大,导致血糖过高或发生低血糖;但待产过程中,消耗能量增大,食欲下降,能量及水分摄入容易不足,这时候建议进食半流质食物,如肉粥等,易消化、易吸收,能很快转化为能量供能并快速补充水分,是较好的选择。

8. 产程中食欲差会对糖尿病孕妇及胎儿有何影响?

糖尿病孕妇产程中食欲较差,感受多为:"这么痛,都不饿,不想吃!"这对产妇及胎儿都有很大影响。

(1)对于产妇:容易发生低血糖、糖尿病酮症、产程长、宫缩乏力、糖尿病酮症酸中毒、产后出血等风险。

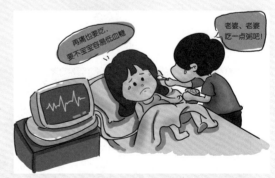

食欲差怎么办?

(2)对于胎儿:因为产妇的能量不足,导致胎儿在宫内容易缺氧;出生后发生低血糖的风险增高,严重低血糖时还会损伤脑细胞。

9. 糖尿病孕妇待产过程中如何监测血糖?

（1）临产至宫口扩张≤5厘米：测随机血糖为每2～4小时1次。

（2）宫口扩张≥6厘米到宝宝娩出：测随机血糖为每1～2小时1次。

（3）孕妇出现低血糖症状，应立即测血糖，为治疗提供依据。

（4）使用胰岛素静脉滴注调节血糖时，亦需增加检测血糖的次数，根据监测数值调节胰岛素输入量。

10. 糖尿病孕妇待产过程中若出现血糖异常应如何处理?

糖尿病孕妇待产过程中，需要警惕血糖升高，更需关注低血糖的发生。

（1）血糖升高处理措施：

①必要时点滴胰岛素控制血糖。

②加强血糖监测，检查尿液、血气。

③加强生命体征监测，做好生活护理，鼓励少量多次进食。

④阶段统计出入量。

（2）出现低血糖症状处理措施：

①尽快进食，快速补充能量。

②必要时从静脉补充能量。

③关注孕妇自觉症状，体位以卧位为宜，避免跌倒。

④加强生命体征监测。

⑤加强血糖监测，检查尿液、血气。

⑥加强宣教，产程中避免出现饥饿感，鼓励少量多次进食。

⑦做好出入量统计。

11. 待产过程中可以喝运动型饮料吗?

孕妇在待产过程中可以饮用"运动型饮料"（如"脉动""尖叫"），"运动型饮料"成分含有电解质（钠、钾等）、水及一定糖等，可为机体迅速补充水分、电解质和能量。在待产时，产妇因宫缩疼痛刺激、焦虑紧张导致大量出汗，丢失大量的水分，并带走较多的电解质（主要是钠、钾等），如果单一饮用白开水，不能补充丢失的电解质，容易导致电解质紊乱。所以，产程中建议补充运动型饮料。

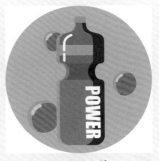

运动型饮料

12. 待产过程中可以喝含有咖啡因的饮料吗?

待产过程中不建议饮用含咖啡因的饮料，如咖啡及茶等。因为含咖啡因的饮料可以引起血管扩张、过度兴奋，容易引起产妇心率快、产后出血等。

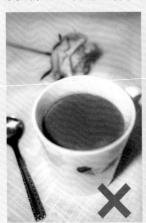 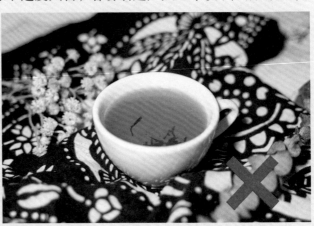

咖啡（左）及茶（右）

13. 无痛分娩对糖尿病产妇有何影响?

减轻宫缩疼痛的方法有药物镇痛及非药物镇痛。无痛分娩属于药物镇痛的一种方式，镇痛效果最优。由麻醉科医生操作，从产妇背部腰椎间隙穿刺，置入导管后持续使用麻醉药物，达到明显减轻疼痛的效果，但使用时间长或宫口开大后，部分产妇会逐渐出现痛感，此时可以通过全自动注药泵自主追加安全的麻醉剂量，再次达到较好的镇痛效果。糖尿病孕妇使用无痛分娩后，疼痛减轻或消失，焦虑、紧张情绪得以缓解，增加舒适感，可以较好休息，恢复体力，减少能量消耗，进食补充能量，利于血糖控制，促进产程进展等。

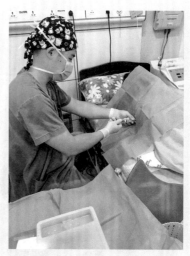

麻醉师在产房做无痛分娩穿刺

 ### 14. 非药物镇痛对糖尿病产妇有何好处?

　　非药物镇痛属于无创的操作，主要包括陪伴（家属、导乐师、护理人员陪伴）、呼吸调节、按摩、体位管理、音乐疗法、香薰疗法、催眠法等方式。

　　非药物镇痛使用后可以转移糖尿病产妇的注意力，减轻部分疼痛，放松身心，增加舒适度、安全感等，让产妇更有信心坚持完成产程，达到较好的分娩体验。

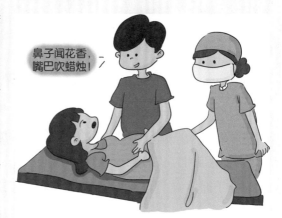

爱力呼吸法

 ### 15. 导乐陪伴分娩有何好处?

　　导乐陪伴分娩是指在待产过程中，由一位专业的导乐师（或经过产程陪伴培训的人员）提供"一对一"的连续性服务，直至产后2小时。其间导乐师会采用按摩、呼吸调节、心理暗示、体位管理、使用分娩球等方法为产妇提供服务，并协助进食、大小便、擦身等生活照护。

导乐陪伴分娩可以增加产妇的安全感，转移产妇的注意力，缓解宫缩疼痛，减轻紧张、焦虑情绪，增加舒适感；协助产妇运用多种体位，促进先露下降及方位旋转，增加顺产机会。

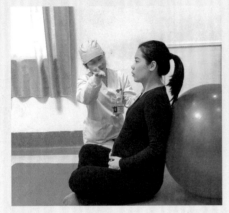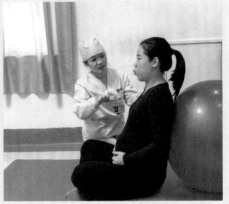

导乐陪伴

 16. 产程中的自由体位有何好处?

产程中自由体位是指产妇在待产中采用不同的姿势，如侧卧位、半卧位、坐位、站位、蹲位、跪位、手膝位、不对称式体位等。自由体位选择以产妇舒适为原则，陪伴者、护理人员给予支持和帮助。

采用自由体位可以增加产妇的舒适度；鼓励家属参与到分娩过程中，通过采用不同体位，矫正潜在或存在的胎头位置异常，促进产程进展。

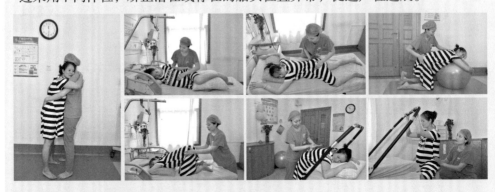

自由体位

17. 分娩期糖尿病孕妇为何易发生酮症酸中毒?

正常情况下,血液中仅有少量的酮体,为 0.03 ~ 0.05 mmol/L。糖尿病孕妇在饥饿、宫缩疼痛、分娩、感染等刺激因素下,造成升糖激素水平的升高,交感神经系统兴奋性的增加,导致糖代谢紊乱,脂肪酸分解加速,肝脏产生酮体增加,酮体为酸性产物,继而发生代谢性酸中毒。酮症酸中毒为糖、脂肪酸、蛋白质三大物质的代谢紊乱,可出现高血酮、酸中毒、脱水、周围循环衰竭、中枢神经功能障碍,伴或不伴高血糖,严重时可出现昏迷,甚至死亡。母体酸中毒可导致胎盘血流减少、胎儿缺氧及酸中毒,严重时引起胎死宫内。

18. 产程中酮症酸中毒的处理原则是什么?

产程中出现酮症酸中毒时,要去除饥饿、疼痛刺激等诱因,减少酮体和其他不良代谢产物的产生,还要针对性地纠正低血容量、酸中毒、高血糖和电解质紊乱。同时行持续性胎儿监护,了解胎儿宫内状况,当酸中毒不能及时纠正,胎儿窘迫持续存在时,建议尽早终止妊娠,以防胎死宫内。

19. 产程中出现饥饿性酮症应如何处理?

饥饿性酮症是由于不能进食引起饥饿状态或者人为过度控制饮食而导致的酮症。产程中,往往因疼痛刺激,食欲下降,在饥饿状态下机体启动脂肪分解提供能量。脂肪分解代谢时产生酮体,导致血中酮体过多以及尿中酮体阳性。饥饿性酮症的血糖正常或偏低,多表现为饥饿感,一般无明显严重的临床症状,进食后往往可缓解,但亦有发展为酮症酸中毒导致严重代谢紊乱的可能。因此,对于产程中血糖监测异常、进食困难等高危因素的糖尿病产妇,需要监测尿酮体,如尿酮体为阳性,需要完善动脉血气分析,明确有无酸中毒及电解质紊乱发生,同时严密监测胎儿情况。

20. 糖尿病孕妇产程中母胎监护的要点有哪些?

（1）糖尿病孕妇产程中的监护要点：

①低血糖症状：出冷汗、头晕、乏力、恶心呕吐、手抖、精神差。

②血糖数值、尿酮，必要时进行血气分析。

③进食情况。

④生命体征，出入量统计。

⑤规范管理产程。

（2）胎儿产程中的监护要点：

①持续给予孕妇胎儿电子监护，以了解胎儿的宫内情况。

②胎儿出生后，注意保暖，持续监护血氧、心率等。

③出生后半小时监测血糖数值。

④观察是否出现低血糖症状，如额头、背部冒汗，四肢末端冰凉及精神差等，如有异常应立即测量血糖数值并给予对症处理。

21. 糖尿病孕妇出现胎膜早破时护理上需要注意什么?

糖尿病孕妇因为血糖水平较高，导致阴道环境 pH 值偏酸性，容易发生细菌感染。当出现胎膜早破时，阴道中的细菌容易往上蔓延，通过穿过破口等方式感染母体或胎儿，因此在待产中需要特别注意以下几点。

（1）勤换卫生垫，每 2 ~ 3 小时更换 1 次。

（2）羊水流出多时，随时更换卫生垫。

（3）注意补充水分，少量多次饮水。

（4）勤解小便，起到冲刷尿道的作用，预防尿路感染。

（5）注意解决便秘，必要时使用开塞露。

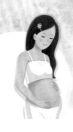

产后血糖监测与随访

1. 糖尿病孕妇产后的血糖会恢复正常吗?

妊娠期糖尿病孕妇分娩后,由于胎盘娩出,妊娠期胎盘激素产生的升血糖效应迅速消失,因此大多数糖尿病孕妇的血糖会立即恢复到孕前水平。然而,部分孕期血糖控制不佳以及既往有 2 型糖尿病而未得到诊断者,产后仍会持续出现血糖异常。

2. 糖尿病孕妇分娩后住院期间应如何监测血糖?

目前对于妊娠期间经饮食及运动联合控制血糖良好者,产后血糖监测频率及方式并未达成一致。对于产前未使用药物控制者,分娩后可停止监测血糖。对于需要药物控制血糖者,建议分娩后尤其是剖宫产术后每4小时监测1次血糖水平,恢复饮食后建议按照标准糖尿病管理方法,每日监测血糖,包括空腹血糖、三餐前血糖、三餐后血糖、睡前血糖的水平。根据血糖情况,必要时

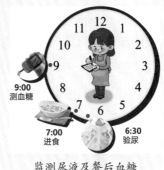

监测尿液及餐后血糖
时间图例

监测餐前 30 分钟以及餐后 2 小时尿常规,以协助了解机体情况,调节血糖。

3. 产后还需严格控制血糖吗?

由于产后大部分糖尿病孕妇血糖恢复正常、母乳喂养增加糖代谢等,因此不需要按妊娠期标准严格控制血糖,需根据产后血糖监测水平进一步评估是否需要继续进行血糖调控。

4. 产后血糖控制范围是多少?

产后住院期间,为利于机体恢复,母乳喂养,手术伤口愈合,避免低血糖发生等,目标血糖可调整为:餐前血糖 < 8 mmol/L,餐后血糖 ≤ 10 mmol/L。产后 6 周进行口服葡萄糖耐量试验时,目标血糖为:空腹血糖 < 6.1 mmol/L,服糖后 2 小时血糖 ≤ 7.8 mmol/L。

5. 产后血糖超过多少建议进一步治疗?

产后监测空腹血糖 ≥ 7.0 mmol/L、餐后血糖 ≥ 11.1 mmol/L 时,则需要按照标准糖尿病治疗方案("五驾马车"),在专业内分泌科专家的指导下进行血糖调节。

6. 产后还需继续用胰岛素吗?

大多数妊娠期糖尿病孕妇产后因血糖自动恢复孕前水平而不需要继续使用胰岛素。而对于孕前糖尿病或是孕期血糖控制欠佳者,产后最初胰岛素用量较产前可减少 1/2 ~ 2/3 的量,以满足机体基础所需,根据血糖监测情况进一步调节药物使用量。

7. 糖尿病孕妇母乳喂养有什么注意事项?

如无其他母乳喂养禁忌证,鼓励进行母乳喂养。但母乳喂养可增加母体糖代谢,乳母需每日额外增加 500 kcal 的能量,哺乳期间会饥饿感明显及增加夜间低血糖风险,需注意饮食的合理安排,不可过分控制饮食以免造成低血糖。

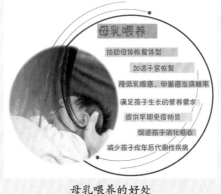

母乳喂养的好处

8. 产后使用药物降低血糖会影响哺乳吗?

产前使用胰岛素及口服降糖药物（如二甲双胍、格列苯脲等），在哺乳期间也可以安全使用，但应注意观察新生儿有无低血糖表现。

9. 糖尿病孕妇产后还需"糖尿病饮食"来控制血糖吗?

如产后监测血糖持续异常，建议在营养师指导下继续进行医学营养饮食；如血糖正常，则不需要继续严格进行"糖尿病饮食"。

10. 糖尿病孕妇的新生儿要严密监测哪些指标?

妊娠期糖尿病孕妇所生的新生儿易发生低血糖，应在新生儿出生后 30 分钟内监测血糖，同时需严密监测呼吸、黄疸情况。由于新生儿经历从宫内到宫外的环境改变，产后新生儿失去母体血糖的供应，临床证据表明，新生儿常在生后 1 小时达到过渡期最低血糖水平，且无症状性新生儿低血糖的发生率是有症状性新生儿低血糖的 10 ~ 20 倍。因此，鼓励母乳喂养，建议生后尽早且不少于 1 小时母婴皮肤接触，早吸吮，母乳不足时可补充配方奶，第一天后推荐有规律地（每 2 ~ 3 小时）进行母乳或配方奶喂养。如监测血糖提示低血糖或出现低血糖症状，尽快在医生的指导下静脉使用葡萄糖或肠外使用营养液治疗。

11. 什么是新生儿低血糖?

新生儿低血糖是指新生儿血糖水平低于正常同龄儿血糖的最低水平，血糖＜ 2.2 mmol/L 即可诊断。新生儿低血糖会出现额头及背部冒汗、手脚凉、低体温、嗜睡、哭声弱、反应差等症状，严重者易引起新生儿脑损伤。

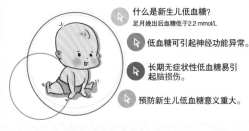

什么是新生儿低血糖?
足月娩出后血糖低于2.2 mmol/L

低血糖可引起神经功能异常。

长期无症状性低血糖易引起脑损伤。

预防新生儿低血糖意义重大。

新生儿低血糖

12. 如何预防新生儿低血糖？

（1）新生儿娩出后情况良好，予提供晚断脐。

（2）充分保暖。

（3）新生儿出生后常规进行血糖监测。

（4）提倡尽早开奶。

（5）如产后未能立即哺乳，可由医护人员喂食糖水。

（6）放宽新生儿低血糖处理标准，建议血糖≤ 2.8 mmol/L 即进行干预治疗。

13. 月子餐中有哪些误区会影响产后血糖恢复？

产后的月子餐备受关注，但往往存在一些饮食误区，如急于进补，注重吃高蛋白食物、高油脂浓汤、红糖水，以及减少蔬菜、水果的摄入等，这些均可能导致肥胖、血糖异常。建议坐月子期间科学合理饮食，食物可多样化，但不可过量，应少量多餐等。

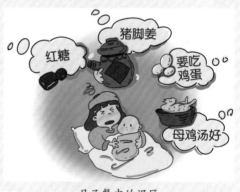

月子餐中的误区

14. 何时进行产后随访？

妊娠期糖尿病孕妇产后发生 2 型糖尿病风险是正常孕妇的 10 倍，因此分娩后空腹血糖≥ 7 mmol/L 者，应在产后第 6 ～ 12 周接受口服葡萄糖耐量试验，以明确是否存在糖尿病或糖尿病前期。糖尿病女性应遵医嘱进行血糖调节治疗，糖尿病前期的女性每年复查 1 次血糖；对有妊娠期糖尿病病史的女性，应每 1 ～ 3 年筛查 1 次血糖。

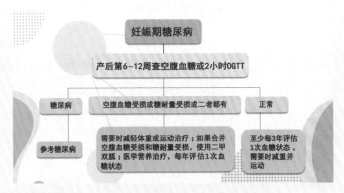

糖尿病孕妇产后针对血糖情况随访的时间和内容

15. 如何判断产后是否发展为糖尿病或糖尿病前期?

根据产后第 6 ~ 12 周接受口服葡萄糖耐量试验结果进行判断。

产后第 6 ~ 12 周接受口服葡萄糖耐量试验（OGTT）

	空腹血糖	服糖后 2 小时血糖
糖尿病	≥ 7 mmol/L	≥ 11.1 mmol/L
糖尿病前期	6.1 ～ 6.9 mmol/L	7.8 ～ 11.1 mmol/L

16. 糖尿病的症状及危害有哪些?

糖尿病的症状通常表现为多饮、多食、多尿、体重降低，严重者会导致一系列并发症，急性并发症包括由血糖异常导致酮症酸中毒性昏迷、感染等，慢性并发症包括心脑血管病变、微血管病变（如糖尿病肾病、糖尿病视网膜病变）和糖尿病周围神经病变。

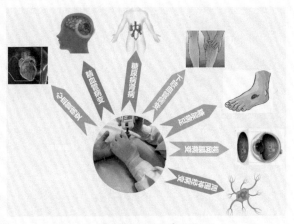

糖尿病的慢性并发症

17. 如何预防糖尿病的发生?

　　糖尿病孕妇产后应严格按照产后随访策略监测血糖,科学合理饮食,控制体重;改变不良生活方式,如减少饮酒、不吸烟等。如怀疑患有2型糖尿病者,需及时到医院就诊,检查血液中的糖含量以进一步明确病情,做到早发现、早治疗,避免严重并发症的发生。

（李冬如　黄晶）

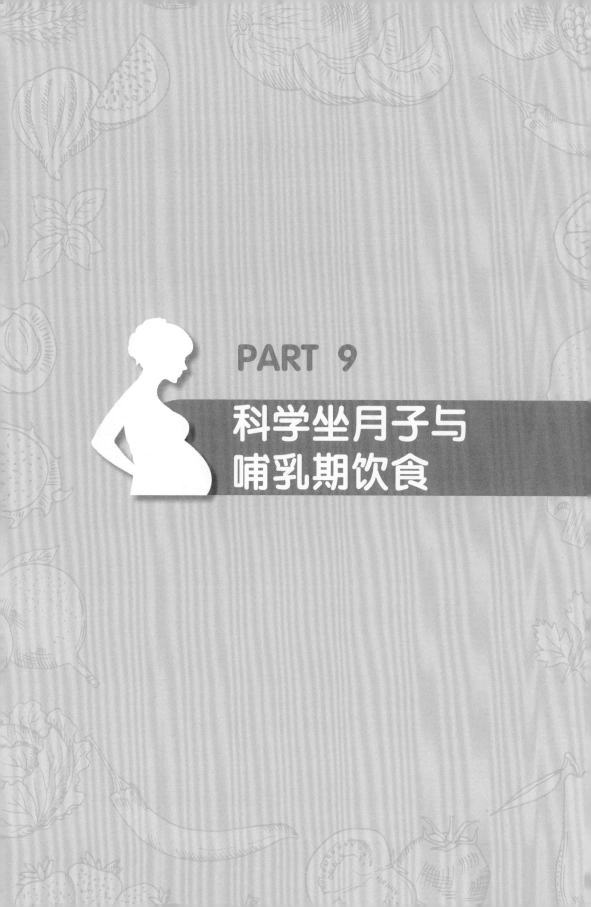

PART 9

科学坐月子与
哺乳期饮食

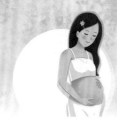

科学月子饮食

 1. 为什么要强调坐月子的健康饮食？

所谓"坐月子"，是我国民间对于女性分娩后30天内饮食和生活方式的特指。坐月子可以追溯至西汉《礼记·内则》，称之为"月内"，距今已有两千多年的历史，类似于现代临床所指的"产褥期"。产褥期是指从胎儿、胎盘自产妇身体娩出，直到除乳腺外各个器官恢复或接近正常未孕状态所需的一段时期，一般需 6～8 周。坐月子期间的饮食要满足产妇自身的营养需求、促进产妇的身体恢复和保证母乳充足，才能保证婴儿获得足够的营养。因此

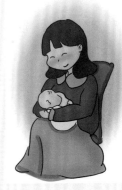

坐月子

应当注意食物多样化，营养均衡全面，同时避免生冷食物和辛辣刺激食物。了解和践行哺乳期科学的饮食知识有助于母婴健康。

 2. 产后第 1 周如何进食？

一般来说，产褥期第 1 周产妇刚分娩，身体较为虚弱，胃肠道功能较正常时稍差，产后 1～2 日内宜选择较清淡、稀软、易消化的食物，如白粥、面条、蒸蛋及煮烂的肉和蔬菜，之后再逐渐过渡到正常膳食。对于剖宫产的妇女，术后一般建议给予流食，如稠米汤、蛋花汤和清鸡汤等，但忌食牛奶、豆浆及含大量蔗糖等胀气食物以免影响肠道功能恢复，恢复排气后可给予半流质饮食如粥、米粉、面条，排大便后可恢复正常饮食。有条件的情况下，可考虑推荐短期内口服特殊医学用途配方食品作为产妇能量和营养的补充。对于大多数产妇来说，1 周左右基本可恢复到正常饮食。

3. 哺乳期为什么要制作营养均衡的饮食?

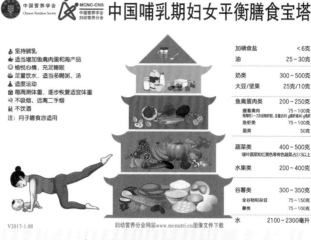

中国哺乳期妇女平衡膳食宝塔

哺乳期是妈妈通过自身泌乳哺育新生儿,使其获得最佳生长发育,并奠定一生健康基础的特殊生理阶段。在这一阶段中,哺乳期妈妈不仅需要分泌乳汁、哺育婴儿,保证乳汁中碘、DHA 和维生素 A 等营养素的含量充足,同时各器官、系统功能逐步恢复,所需的营养和能量也比非孕期和非哺乳期更多,饮食要更加注重合理和均衡。一般遵循中国哺乳期妇女平衡膳食宝塔的推荐,可满足需求。膳食宝塔中标示了饮食和运动建议,以及具体的每日各类食物的摄入量。

4. 饮食会影响母乳的营养成分吗?

哺乳期妈妈们某些营养素如碘、DHA 和维生素 A 等摄入不足,与母乳相应成分的含量较低有关,这可能会影响婴儿的生长发育,如神经系统发育迟缓等。因此,为了保证母乳中各营养素的充足,均衡饮食非常重要。

5. 如何确保哺乳期妈妈充足摄入碘?

碘缺乏可影响婴幼儿生长发育和损害中枢神经系统的结构和功能,为了保证乳汁中碘的含量,哺乳期妈妈对碘的需要较孕前增加 1 倍,建议乳母在食用碘盐的基础上,增加摄入富含碘的海产品,如海带、紫菜和鱼虾等。

6. 如何确保哺乳期妈妈充足摄入 DHA？

鉴于 DHA 对婴幼儿生长发育的促进作用，相关专家共识建议哺乳期妇女摄入 DHA 量应不少于 200 mg/d，海产品如带鱼等海鱼富含 DHA，乳母适当增加海产品的摄入可使乳汁中 DHA 含量增加。营养均衡的乳母不需额外补充 DHA。

 ### 7. 如何确保哺乳期妈妈充足摄入维生素 A？

维生素 A 对于维持婴幼儿正常视觉功能和促进免疫系统发育等方面具有重要作用。为提高母乳维生素 A 含量，满足婴儿对维生素 A 的需要，建议乳母适当多选择富含维生素 A 的食物，如动物肝脏（每周 1 ~ 2 次，总量为 85 g 猪肝或 40 g 鸡肝）和富含维生素 A 原的深色蔬菜水果（如各种绿叶蔬菜、胡萝卜等）。

 ### 8. 哺乳期如何增加泌乳量？

主要有 4 点建议：①保持心情愉悦，树立生活信心；②尽早开奶，频繁吮吸；③合理营养，多喝汤水；④生活规律，保证充足睡眠。

 ### 9. 哺乳期每天喝多少牛奶合适？

乳母的钙推荐摄入量为 1000 mg/d。奶类含钙高且易于吸收利用，是钙的良好食物来源。建议乳母每天比孕前增加摄入 200 mL 的牛奶，使总奶量达到 400 ~ 500 mL，以满足其对钙的需要。如果乳母对乳糖不耐受，可以选择无乳糖牛奶或酸奶。

10. 如何确定坐月子一天所需的能量?

　　理想体重的非孕期女性能量系数为 30 ～ 35 kcal/kg,而超重或肥胖的非孕期女性为 25 ～ 30 kcal/kg,具体根据产妇的活动情况适当选择能量系数。哺乳期妈妈所需能量在上述非孕期所需能量的基础上每日增加约 500 kcal。

 ## 11. 月子餐中各餐次的能量如何分配?

　　哺乳期早餐和早加餐、午餐和午加餐、晚餐和晚加餐所需能量分别占全天总能量的 25% ～ 30%、30% ～ 40% 和 30% ～ 40%,正餐后的每次加餐建议占每日总能量的 5% ～ 10%,这样可获得一天所需的能量。

 ## 12. 加餐在月子餐中有什么作用?

　　哺乳期妈妈身体各器官系统逐步恢复,此外还昼夜不停地为宝宝生产母乳,故经常容易感到饥饿。建议少食多餐,正餐之间吃些健康的零食是控制饥饿感、让自己精力充沛的良好方式。不过,不同的人存在个体差异,加餐次数可根据自身情况酌情增减。

 ## 13. 如何搭配色香味俱全的月子餐?

　　月子餐选材及做法可考虑当地常见和特色食材,合理搭配食材,荤素搭配,各餐次食物颜色和口感丰富,有助于激发哺乳期妈妈的食欲。建议糖尿病孕妇产后坐月子时膳食粗细搭配,全谷物如燕麦、荞麦、小米等占谷类的 1/4 ～ 1/3,这对防控糖尿病有一定作用。非糖尿病乳母也可以适当食用全谷物,这对于预防各类慢性病如高血压、高脂血症和糖尿病也有益处。以一日饮食(约 2300 kcal/d)作为月子餐示例,可按食物交换份法设计自己的月子餐。

14. 如何安排月子餐的早餐和早加餐?

本次早餐和加餐可提供能量约 720 kcal,碳水化合物、脂肪和蛋白质供能比分别为 59%、27% 和 14%。

餐次	食物和食材
早餐	三鲜饺(面粉 100 g、胡萝卜 20 g、大白菜 50 g、鲜木耳 25 g、鸡蛋 1 个约 50 g、精盐 1 g、花生油 3 g),豆浆(黄豆 20 g)
早加餐	牛油果奶昔(牛油果 50 g、牛奶 200 mL、蓝莓 50 g、核桃 10 g)

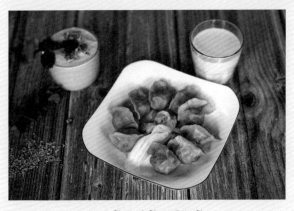

月子餐的早餐和早加餐

15. 如何安排月子餐的午餐和午加餐?

本次午餐和加餐可提供能量约 815 kcal,碳水化合物、脂肪和蛋白质供能比分别为 55%、27% 和 18%。

餐次	食物和食材
午餐	燕麦饭(燕麦 30 g、大米 70 g),鸡腿菇红椒炒牛肉(鸡腿菇 30 g、红椒 40 g、瘦牛肉 50 g、秋葵 80 g、姜 5 g、精盐 1 g、酱油 5 mL、花生油 7 g),墨鱼丸千里香汤(墨鱼丸 30 g、千里香 50 g、花生油 4 g、盐 1 g)
午加餐	桂花蒸山药(山药 60 g、干桂花 5 g、百香果 100 g),牛奶(纯牛奶 200 mL)

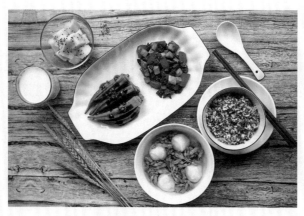

月子餐的午餐和午加餐

16. 如何安排月子餐的晚餐和晚加餐?

本次晚餐和加餐可提供能量约 800 kcal,碳水化合物、脂肪和蛋白质供能比分别为 58%、28% 和 14%。

餐次	食物和食材
晚餐	赤小豆大米饭(赤小豆 25 g、大米 50 g),百香果焖排骨(排骨 30 g、百香果 50 g、花生油 6 g、精盐 0.5 g),土豆丝炒韭菜(韭菜 200 g、土豆 75 g、花生油 6 g、精盐 0.5 g),胡椒猪肚鸡杂菌汤(猪肚 20 g、鸡肉 30 g、杂菌 30 g、精盐 0.5 g)
晚加餐	大枣南瓜小米粥(小米 25 g、南瓜 50 g、大枣 10 g)

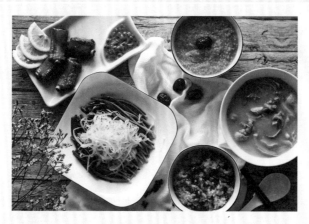

月子餐的晚餐和晚加餐

17. 如何灵活安排和调整月子餐?

哺乳期妈妈通过科学计算每日能量来安排一天的饮食是优质坐月子的重点,但是日常生活中难以做到每日精确计算,长期如此可能会增加妈妈的焦虑感。同时,每日所需能量还会受到运动量、母乳喂养频率等影响。因此,建议开始阶段可借助厨房秤或者简易食物估重法,帮助认识食物重量,对食物的重量有一定的感知后,可根据食物交换份法灵活替换食物,让饮食更多样化。

18. 哺乳期喝汤有什么讲究吗?

哺乳期适当多喝汤水可以增加泌乳量,如鸡汤是我国大部分产妇月子期必不可少的汤品。但是需要注意的是,对于哺乳期妇女,过量喝汤可能会影响其他食物(如主食和肉类)的摄入,从而导致蛋白质、铁等营养物质的摄入量不足。首先,建议喝汤的同时要吃肉,肉中蛋白质等营养物质比汤中高很多。其次,为了避免摄入过多动物油脂,可考虑去皮和脂肪后再煮汤。最后,可根据传统习惯加入对补血有益的煲汤材料(如大枣、猪肝)等,还可加入对催乳有益的食材(如黄豆、花生)。

19. 坐月子顿顿吃鸡蛋合适吗?

有些地方坐月子的传统是吃很多鸡蛋,认为鸡蛋对产妇很有营养,多多益善。鸡蛋确实是优质蛋白的来源,其蛋白质营养价值很高,优于其他动物性蛋白质,同时维生素含量丰富,种类较为齐全。但是蛋黄的胆固醇含量相对较高,因此也不宜吃得过多。建议每天吃一两个鸡蛋即可,吃鸡蛋不要丢弃蛋黄,鸡蛋所含维生素和矿物质主要集中在蛋黄。

20. 喝红糖水可以补血吗?

中国人向来有"以形补形"的观念,比如认为产后多喝红糖水可以活血化瘀和补血。其实红糖的原料是甘蔗,含有95%左右的蔗糖,服用后释放能量快，吸收利用率高，可以快速补充体力，对于食欲不振、体力欠佳且无糖尿病的产妇可以短期适当饮用。但红糖水补血的说法缺乏科学证据，切勿把其当作补血的良方，尤其对于糖尿病产妇更要慎用。

 21. 贫血的孕产妇产后如何补血?

产后贫血是指产后 24 ～ 48 小时产妇血红蛋白（Hb）< 100 g/L，也有专家推荐将产后贫血定义为产后 1 周 Hb < 110 g/L 或者产后 8 周 Hb < 120 g/L。部分孕妇孕期就患有贫血，还有些孕妇在分娩时出血较多可导致产后贫血。这些贫血大部分为缺铁性贫血。为预防或纠正缺铁性贫血，应适当摄入些动物肝脏、动物血、瘦肉等含铁丰富的食物（如每周吃 1 ～ 2 次动物肝脏，总量为 85 g 猪肝或 40 g 鸡肝）。产后贫血的产妇除了饮食调整外，建议咨询医生是否需要口服补充铁剂等治疗。

 22. 坐月子不能吃蔬菜、水果吗?

一些地方传统习俗认为坐月子不能吃蔬菜、水果等生冷食物，认为产后吃生冷食物会伤脾胃、牙齿，容易落下所谓的"月子病"。从中医角度来说，可能有一定道理。但把蔬菜、水果全部归为生冷食物，有些以偏概全。蔬菜、水果对于人体健康是不可或缺的，哺乳期若少了蔬菜、水果容易导致膳食纤维及一些微量营养素摄入不足，引起母乳中相应营养素的不足，进而影响婴儿健康。水果虽好，但为了避免肠胃不适，建议别吃冰箱里刚拿出来的水果，应选择常温的、洗干净的水果来吃。

 23. 每日吃多少蔬菜、水果合适呢?

哺乳期妇女每日应摄入蔬菜 400 ～ 500 g，其中绿叶蔬菜及红色、黄色等有色蔬菜占 2/3 以上；每日摄入水果 200 ～ 400 g。部分蔬菜如莲藕、土豆等淀粉含量较高，饮食中有此类食物时可将其当作主食而相应适当减少谷类。水果建议整体食用，相比榨汁饮用更好，因为整体的水果含有较多的膳食纤维等有益成分，且血糖升高也相对更慢。对于有糖尿病史的妇女，在血糖控制良好的情况下也可以适当食用水果。在多种多样的水果中，建议选择升糖指数较低的水果，如柚子、樱桃、李子、草莓、火龙果、苹果、梨、猕猴桃等。

24. 哺乳期需要使用营养素补充剂吗？

对于哺乳期女性，首先考虑通过均衡饮食获得充足的各类营养素；但对于各种原因引起的膳食营养素摄入不足者，可在营养师或医生指导下服用相应维生素（如维生素 A）、矿物质（如锌）或膳食纤维等补充剂。

25. 哺乳期需要补钙吗？

钙是乳汁中重要的营养物质之一，乳母每天通过乳汁分泌的钙约为200 mg。乳母的钙推荐摄入量为1000 mg/d，为了及时补充乳母体内的钙，满足宝宝生长的营养需求，建议乳母多吃一些含钙高的食物，如奶制品、深绿色蔬菜、豆制品、虾皮、小鱼等。其中，奶类含钙高且易于吸收利用，是钙的良好食物来源，推荐饮奶总量每日在400 ～ 500 mL。若因特殊原因而使奶量摄入不足，饮食未能满足钙推荐摄入量，可经专业医生或营养师评估后适当补充钙剂。为增加钙的吸收和利用，建议补充适量的维生素 D 或适当进行户外活动。

26. 哺乳期可以饮酒吗？

哺乳期不宜饮酒。饮酒对乳母及孩子有多种不良影响，如增加乳母自身患癌和肝病等疾病的风险，降低孩子的认知能力。母乳中的酒精含量与母亲血液酒精含量呈正相关，乳母饮酒后3 ～ 4 小时，其泌乳量可减少约20%。除降低泌乳量外，饮酒还可改变乳汁的气味，进而减少孩子对乳汁的摄取。哺乳期忌酒对自身和孩子都有长远的好处。

27. 哺乳期可以喝茶和咖啡吗？

茶和咖啡中的咖啡因有可能造成婴儿兴奋，乳母应避免饮用浓茶和大量咖啡。建议未怀孕或非哺乳期的成年人限制每天摄入少于 400 mg 咖啡因，孕妇和哺乳期妇女限制每天摄入少于 200 mg 咖啡因。但由于人体对咖啡因的代谢和敏感性存在个体差异，较低或较高的量可能对于部分人也是合适的，不能一概而论。值得提醒的是，不同品质的咖啡存在不同的健康影响，如速溶咖啡含有较多的添加糖和植脂末等成分，可能会抵消咖啡因和其他含有生物活性的植物化学物质。此外，避免夜间饮用咖啡以免影响睡眠。

28. 超重或肥胖的产妇如何安全减重？

月子期间，食物摄入过少会减少母乳分泌，建议在产后 2 个月后再积极尝试减肥。在坐月子这段时间，可以吃得更均衡和健康，并尽量避免垃圾食品，如含糖饮料和油炸食品。减肥时要注意不可激进，建议咨询专业营养（医）师，在专业的指导下进行减肥。通常来说，建议哺乳期妇女采用限制能量平衡膳食法配合适量运动来减肥，但每日摄入能量不能低于 1200 kcal。通过健康饮食和适当锻炼相结合，大多数女性可以安全地每周减掉 1 ～ 1.5 kg。

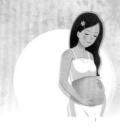

其他注意事项和建议

1. 糖尿病孕妇产后如何监测血糖？

妊娠期糖尿病女性未来患 2 型糖尿病的风险较孕期血糖正常的女性明显增高，为了及时做好防控糖尿病的工作，有必要对所有 GDM 妇女产后 6 ～ 12 周进行随访，随访时进行口服葡萄糖耐量试验，根据检测结果给出相应处理。对于血糖检测结果正常者，建议每 1 ～ 3 年再次随访；对于糖尿病前期及糖尿病妇女，建议转诊至专科治疗。

2. 产后多久开奶？

一些人错误地认为产后 24 小时后才要给新生儿喂奶，认为开奶太早不好，甚至把宝贵的初乳扔掉。其实，开奶越早越好，因为婴儿吸吮乳头既可促进乳汁分泌，又利于子宫收缩促进子宫恢复，同时新生儿也能及早得到营养丰富且富含分泌型免疫球蛋白 A 等抗感染因子的初乳。通常来说，产后 30 分钟即可开奶。

3. 产后多久可以下床？

产后应尽早适当活动，活动应循序渐进，逐渐适应，注意劳逸结合。通常而言，经阴道自然分娩的产妇，产后可尽早下床活动；剖宫产的产妇术后及时翻身，拔尿管后即可下床活动。产后及早下床活动有利于下肢血流加快而减少下肢静脉血栓风险；此外还有助于恶露排出，还能使腹部肌肉得到锻炼，早日恢复原来的收缩力，从而保护子宫、直肠和膀胱等器官。

4. 如何判断恶露是否正常？

恶露是指妇女分娩后从子宫排出的液体，其内容物含有血液、坏死蜕膜、少量胎膜等组织。正常恶露有血腥味，但无臭味，一般持续 4 ～ 6 周，总量为 250 ～ 500 mL。通过观察恶露的性质、量与持续时间，有助于判断产后子宫恢复是否良好。如果产褥期恶露出现以下症状应及时去医院就诊：①产后 2 周，恶露仍为血性，量多，伴有臭味、下腹疼痛等；②产后接近 1 个月，恶露淋漓不尽，下腹有坠胀感，伴有发烧等。

5. 坐月子期间能开窗通风吗？

产妇的休养环境应保证安静、舒适、整洁，经常通风，保持空气清新，温度和湿度适宜。如果室内卫生环境差、空气混浊，会增加产妇和婴儿上呼吸道感染的风险。如果夏日里门窗紧闭，还可能引起产妇中暑。

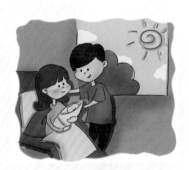

月子室内通风

6. 坐月子期间可以开空调吗？

坐月子期间也可以适当使用空调，室温一般以 25 ～ 28 ℃为宜，但应避免空调风直吹产妇，以免感冒。另外，要注意定期对空调进行清洁，保证空调风的干净。

7. 坐月子要捂汗吗？

不用。有些地方坐月子的风俗是即使夏天也给产妇包头盖被，穿长裤及长衣、长袜子，包得严严实实。如此这般，夏天容易引起中暑。产妇的穿着应随气候及居住环境的温度、湿度变化进行调整，保证穿着舒适。

8. 月子探视要注意什么？

月子期间，应减少探访人员以免污染空气和影响产妇休息。此外，要按照相关规定做好传染性疾病（如新型冠状病毒肺炎）的防护，避免接触来自中高风险地区的人员，访视人应及时接种疫苗。

9. 坐月子期间可以刷牙吗？

可以。有些错误的观念认为产妇月子期间不能刷牙，否则日后牙齿会过早松动、脱落。由于月子期间产妇进餐的次数多，食物残渣存留在牙齿表面和牙缝里的机会更多，因此产妇应比一般人更注意口腔清洁以预防口腔疾病，建议早晚刷牙，餐后漱口。为避免和减少口腔不良刺激，可用温水刷牙和漱口，选用较为柔软的牙刷刷牙。

10. 坐月子期间可以洗头吗？

可以。有些人认为产后洗头洗澡易使湿邪和寒邪侵入头皮及体内，并滞留于此，日后会出现头痛、关节疼痛、月经不调等。其实这是没有科学依据的！产妇分娩时出了很多汗，产后也常出汗，加上恶露不断排出和乳汁分泌，身体比一般人更容易脏，更容易让病菌侵入。自然分娩的产妇，产后不久即可洗头，剖宫产的产妇视伤口情况而定，恢复顺利也可以洗，注意洗头后及时把头发吹干。

11. 坐月子期间可以洗澡吗？

可以。自然分娩的产妇在产后夏季2～3天、冬季5～6天可淋浴，剖宫产的产妇伤口恢复后也可淋浴。洗澡时室温和水温以不觉冷、舒适为宜，洗澡时间不要太长，以5～10分钟为好，恶露干净以前忌盆浴，避免生殖道逆行感染。

12. 产后如何进行会阴护理?

首先是观察恶露和会阴伤口情况,如果出现异常如会阴伤口红肿、开裂等,应及时就诊。通常情况下,会阴护理要点如下:选择合适自己的舒适的卫生巾,保持会阴清洁,勤换卫生巾及内裤;每天用洁净温水由前到后清洗会阴至少2次;建议采取会阴伤口对侧卧位休息,避免和减少伤口局部受压,以利于伤口愈合。

13. 坐月子期间能运动吗?

由于每个人的个体差异,产后恢复速度不尽相同,应根据自身情况选择和调整运动方式和强度,劳逸结合。产后前4周,循序渐进地进行呼吸功能训练、肌力训练,有助于提高心肺功能;产后4~6周可开始做些有氧运动。身体有特殊情况者,建议在专业人士指导下运动。为减轻运动时乳房肿胀引起的不适,可考虑运动前哺乳。

14. 如何预防产后便秘?

产后便秘是常见问题,主要原因是产后胃肠功能减弱,肠蠕动慢,肠内容物在肠内停留时间长,水分重吸收过度造成大便干结;此外妊娠后腹部过度膨胀,使腹部肌肉和盆底组织松弛,排便力量减弱;另外饮食结构不合理,蔬菜水果吃得少也可能是其中缘由。

预防产后便秘的方法:①适当运动,促进肠蠕动,帮助恢复肌肉紧张度,健康、顺产的产妇尽早下床活动,也可以在床上做产后体操,做缩肛运动,锻炼骨盆底部肌肉;②合理搭配产妇的饮食,保证适量新鲜蔬菜水果的摄入;③注意保持每日定时排便的习惯;④如果便秘症状较重,考虑就医,遵医嘱选用通便药物。

15. 产后心情郁闷应如何改善?

产妇在经历了"十月怀胎"的不易之后,可能会出现一些疲惫感和心情低落等负面情绪,这时候如果家庭关系紧张更加可能导致产后抑郁。当情绪不好时,产妇可通过与亲朋好友交流,以及放松训练如瑜伽、冥想等方法舒缓不良情绪。非常重要的是,产妇需要丈夫和家人的关心及体贴照顾。如有需要,及时到医疗单位寻求专业的心理咨询。

16. 产后多久可以开始性生活?

产后生殖器官恢复需要 6 ~ 8 周,经健康检查无异常后可恢复性生活,但产妇若有侧切伤口疼痛、产褥感染、产后出血或产后抑郁等特殊情况,建议适当推迟性生活的时间。值得注意的是,世界卫生组织倡导"产后至少间隔24 个月后再考虑受孕,以减少孕妇、围产儿和婴儿的健康风险",因此在此期间进行性生活需做好避孕措施。

（陈彬林　吴丹华）

参考文献

［1］Bowman，Russell R M．现代营养学：第9版［M］．荫士安，汪之顼，王茵，主译．2版．北京：人民卫生出版社，2008.

［2］中国营养学会．中国居民膳食指南（2016）［M］．北京：人民卫生出版社，2016.

［3］孙长颢．营养与食品卫生学［M］．7版．北京：人民卫生出版社，2012.

［4］中华医学会糖尿病学分会．中国2型糖尿病防治指南（2020年版）［J］．国际内分泌代谢杂志，2021，41（5）：482-548.

［5］中国营养学会膳食指南修订专家委员会妇幼人群膳食指南修订专家工作组．孕期妇女膳食指南［J］．中华围产医学杂志，2016，19（9）：641-648.

［6］中华医学会围产医学分会，中国营养学会妇幼营养分会．中国孕产妇钙剂补充专家共识（2021）［J］．实用妇产科杂志，2021，37（5）：345-347.

［7］中华医学会妇产科学分会产科学组．孕前和孕期保健指南（2018）［J］．中华妇产科杂志，2018，53（1）：7-13.

［8］黄叶飞，杨克虎，陈澍洪，等．高尿酸血症/痛风患者实践指南［J］．中华内科杂志，2020，59（7）：519-527.

［9］徐先明．妊娠期糖尿病酮症酸中毒的处理［J］．中国实用妇科与产科杂志，2011，27（2）：103-106.

［10］Sibai B M，Viteri O A．Diabetic ketoacidosis in pregnancy［J］．Obstet Gynecol，2014，123（1）：167-178.

［11］中华医学会妇产科学分会产科学组，中华医学会围产医学分会妊娠合并糖尿病协作组．妊娠合并糖尿病诊治指南（2014）［J］．中华妇产科杂志，2014，49（8）：561-569.

［12］杨慧霞．妊娠合并糖尿病伴酮症酸中毒的诊断与处理［J］．中国全科医学，2004，7（14）：1023-1024.

［13］杨慧霞．妊娠合并糖尿病实用手册［M］．2版．北京：人民卫生出版社，2018.

［14］Churchill J A，Berendes H W，Nemore J．Neuropsychological deficits in children of diabetic mothers．A report from the collaborative sdy of cerebral palsy［J］．Am J Obstet Gynecol，1969，105（2）：257-268．

［15］中国营养学会"中国产褥期（月子）妇女膳食"工作组．中国产褥期（月子）妇女膳食建议［J］．营养学报，2020，42（1）：3-6．

［16］中华预防医学会妇女保健分会．产后保健服务指南［J］．中国妇幼健康研究，2021，32（6）：767-781．

［17］中华医学会围产医学分会．妊娠期铁缺乏和缺铁性贫血诊治指南［J］．中华围产医学杂志，2014，17（7）：451-454．

［18］Chen J P，Zhang J，Liu Y，et al．Fetal growth standards for Chinese twin pregnancies［J］．BMC Pregnancy Childbirth，2021，21（1）：436．

［19］中华医学会儿科学分会新生儿学组．新生儿低血糖临床规范管理专家共识（2021）［J］．中国当代儿科杂志，2022，24（1）：1-13．

［20］中华医学会妇产科学分会产科学组，中华医学会围产医学分会，中国妇幼保健协会妊娠合并糖尿病专业委员会．妊娠期高血糖诊治指南（2022）：第一部分［J］．中华妇产科杂志，2022，57（1）：3-12．

［21］中华医学会妇产科学分会产科学组，中华医学会围产医学分会，中国妇幼保健协会妊娠合并糖尿病专业委员会．妊娠期高血糖诊治指南（2022）：第二部分［J］．中华妇产科杂志，2022，57（2）：81-90．